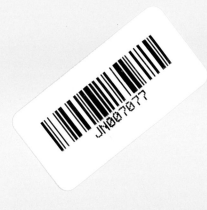
JN007077

看護のピンチ ②

「しまった!」をどう切り抜ける?

編集 道又 元裕

照林社

序　文

　「ピンチ」とは、危機や困難な状況を指します。何らかの問題や困難に直面しているときに使われる言葉です。臨床現場では「ひやっ」としたり、「しまった！　どうしよう〜」と思うことがあります。そこで、臨床現場でよくみられるピンチの場面を振り返り、何をどうすればトラブルを防ぐことができたのか、予見と防止のポイントを示す書籍として『看護のピンチ』を2024年4月に刊行しました。

　本書は、『看護のピンチ』がたいへん好評のため、第2段として、新たに48例のピンチへの対応を急遽編纂したものです。

　例えば、急変サインを見逃してしまい急速に状態が悪化した、禁忌のケア行為を知らずに行った、患者・家族への心ない言葉かけや態度と受け取られ、関係が悪化することもあります。事によっては、一歩間違えたら患者のいのちに直結する冷や汗もんのピンチに遭遇し、振り返ってみるとゾッとすることもあります。

　臨床看護の前線業務を一所懸命にやっている最中に出くわすピンチは、ビギナーからベテラン、達人まで、誰もが経験するものです。

　突然のピンチ襲来に苛まれた人々は、感情的になってしまい、平常時の判断力も鈍り、問題をすばやく解決するのが難しくなったりするものです。そんなときは、ピンチ対応プロトコルを実践しましょう。まずは、深呼吸をするなど、自分を落ち着かせる方法で、冷静さを保つことが不可欠です。その後、ピンチの原因や状況を明確に理解することが重要ですね。問題の本質を把握し、その影響や解決策の思考が必要です。

　次は、問題解決のための可能な解決策を考えます。その際、複数の選択肢を検討し、利点や欠点を比較し、最適な解決策を見いだせればなお良いですね。また、最適な解決策を選択したら、決断を先延ばしにせず、すばやく適切に可及的速やかに行動しましょう。一方、遠慮なくサポートを求めることです。ピンチを乗り越えるのは一人でできることもありますが、サポートを求める手段を用いることもとても大切です。信頼できるスタッフに助けを求めることで、問題解決がスムーズに進むことが多々あります。

　数多のピンチを体験することは、やや複雑で微妙なところもありますが、臨床経験を意図的に積むほどに、直面するピンチに対して状況に応じてさまざまな戦略を修学し、それを柔軟に使い分ける術を身につけることができるようになります。そして、鉄則はポジティブな考え方と姿勢で臨むことです。

　ピンチの場面ではなく、平常の時間に改めて読み、いつやって来るかわからない、でもきっと来るに違いないピンチに備えていただけたらと思います。

　第1弾の「看護のピンチ」と合わせて読んでいただき、いつ遭遇するかも知れないピンチに立ち向かえるよう備えの虎の巻として活用してもらいたいと思います。

編集　道又元裕

CONTENTS

急変対応 ⚠

薬剤誤投与・薬剤確認・薬剤管理 ⚠

誤操作

自己抜去

その他

装丁：山崎平太（ヘイタデザイン）
本文イラストレーション：SUNNY.FORMMART、フクイヒロシ、武曽宏幸、今崎和広
本文DTP：明昌堂

執筆者一覧（敬称略）

編集

道又元裕
Critical Care Research Institute（CCRI）代表理事

執筆（掲載順）

小池直人
新潟県立新発田病院 看護部、集中ケア認定看護師

池田　亮
日本赤十字社 愛知医療センター 名古屋第二病院 看護部、
脳卒中リハビリテーション看護認定看護師

岡村英明
NTT東日本札幌病院 診療支援部 診療看護師室、
診療看護師

武見和基
日本医科大学 多摩永山病院 看護部、集中ケア認定看護師

山川貴史
沖縄県立南部医療センター・こども医療センター、
クリティカルケア認定看護師

林　真理
社会医療法人 製鉄記念八幡病院 看護部、
集中ケア認定看護師

和田秀一
福岡徳洲会病院 看護部、集中ケア認定看護師

金　姫静
社会医療法人 河北医療財団 河北総合病院 看護部、
救急看護認定看護師

佃　美里
日本赤十字社 長浜赤十字病院 看護部、
集中ケア認定看護師

志村知子
医療法人幸優会 訪問看護ステーションPono 所長、
急性・重症患者看護専門看護師、
皮膚・排泄ケア認定看護師

松井貴生
社会医療法人大雄会 総合大雄会病院 看護部、
集中ケア認定看護師

山守めぐみ
JA愛知厚生連 海南病院 看護部、集中ケア認定看護師

岡田晋太郎
福岡市民病院 看護部、集中ケア認定看護師

山﨑優介
広島市立北部医療センター安佐市民病院 看護部、
糖尿病看護認定看護師

清水孝宏
ヴェクソンインターナショナル株式会社 看護企画部、
クリティカルケア認定看護師

後藤順一
社会医療法人 河北医療財団 河北総合病院 看護部、
急性・重症患者専門看護師

石田恵充佳
東京医科歯科大学病院 看護部、感染症看護専門看護師、
集中ケア認定看護師

山下美由紀
社会医療法人 河北医療財団 河北総合病院 看護部、
手術看護認定看護師

土屋香菜
河北総合病院 薬剤科 副主任

山本昌弘
尾道市立総合医療センター 尾道市立市民病院 看護部、
集中ケア認定看護師

西本陽介
市立奈良病院 看護部、集中ケア認定看護師

増田博紀
社会福祉法人 恩賜財団 済生会熊本病院 看護部、
クリティカルケア認定看護師

石井光子
石川県立看護大学附属看護キャリア支援センター講師、
皮膚・排泄ケア特定認定看護師

赤石直毅
千葉県こども病院 看護部、集中ケア認定看護師

川口千尋
日本赤十字社 和歌山医療センター 看護部、
クリティカルケア認定看護師

和田直子
日本赤十字社 和歌山医療センター 看護部、
心不全看護認定看護師、心臓リハビリテーション指導士

本書の特徴

　本書は、現場で起こりがちな「しまった！　どうしよう？」という場面をイラストで紹介し、「なぜ起こったか」「どうやって切り抜けるか」を解説し、そこから「ピンチを切りぬける鉄則」を導き出しています。

　まず、タイトルの絵を見て現場の状況を把握し、起こった原因・要因を理解し、そんなときどうやってピンチを切り抜けるかを体得してください。

よくあるヒヤリとした場面

起こった状況

そうなった原因・要因

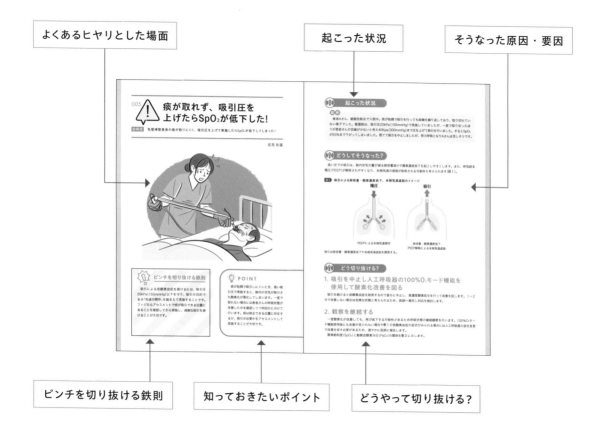

ピンチを切り抜ける鉄則

知っておきたいポイント

どうやって切り抜ける？

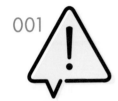

001 心不全の患者さんを頭側挙上したら、血圧が低下した！

合併症

小池 直人

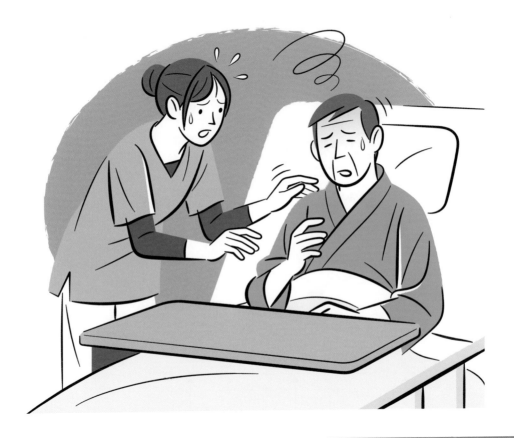

ピンチを切り抜ける鉄則

　血圧の低下を防ぐポイントは、脈圧の低下などの低灌流の徴候を事前に確認し、リスクを踏まえながら段階的に頭側挙上などのケアを行うことです。何か変だと思った場合、水平仰臥位に戻すとともに、緊急度の判定を行いましょう。緊急時の対応についてシミュレーションしておくとあわてず対応できるでしょう。

POINT

　心不全の急性増悪時の治療では、循環血液量を最小にするとともに、安静にして心負荷を軽減します。安静による弊害として、血管収縮反応が低下している患者さんが多く存在します。そのような患者さんの体位を調整する際には、段階的に行うなどの配慮が必要です。

症例

　患者Aさん。心不全で入院し利尿薬を使用して大量の排尿を認めました。酸素の需要も減り、夜間は水平仰臥位で眠れるまで心不全の症状は改善しています。看護師が朝食のセッティングのため、Aさんを頭側挙上したところ、反応が緩慢になり、眩暈を訴えたため、血圧を測定すると72/56mmHgと低下しています。どう対応すればよいのかわからず、Aさんの肩を叩いて呼びかけています。

((ᵢₒᵢ)) どうしてそうなった？

　心不全の症例では、最小限の循環血液量で管理され、さらに長期臥床のために血管収縮反応が低下している場合があります。頭側を挙上することで、重力によって下半身に体液が移動し、静脈灌流量が低下した結果、血圧の低下を招いたと考えられます（図1）。

図1 頭側挙上による水分移動の図

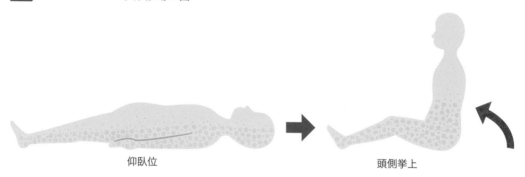

仰臥位　　　　　　　　　　　　　　　頭側挙上

((ᵢₒᵢ)) どう切り抜ける？

1. 緊急かどうか判定する

　反応が緩慢になったり眩暈を訴えたりするなど、何か変だと感じた場合、緊急度の判定を行うことが重要です。緊急度の判定はABCDの4つを評価します。ABCDとは、気道（A：Airway）、呼吸（B：Breathing）、循環（C：Circulation）、意識（D：Dysfunction of CNS）の4つです。具体的な評価方法は表1をご覧ください。

表1 緊急度の判定方法

気道 （A：Airway）	声が出るか
	狭窄音や喘鳴の有無
呼吸 （B：Breathing）	呼吸の速さ・深さ・リズムの変調
	胸郭の動き・呼吸音の左右差
	補助呼吸筋の使用（努力呼吸の有無）
	皮下気腫・頸静脈の怒張・気管の偏位
循環 （C：Circulation）	橈骨動脈触知の有無・速さ・強さ・リズム不整
	四肢末梢冷感・湿潤の有無
	毛細血管再充満時間の遅延
意識 （D：Dysfunction of CNS）	意識レベル（JCS何桁か大雑把でよい）

ABCDの評価は、患者さんに呼びかけながら、同時に橈骨動脈に触れて短時間で評価する。
異常がある場合は緊急度が高いと判断する。緊急度が高い場合は応援を呼ぶ。

2. 水平仰臥位へ戻す

　頭側挙上直後に症状が出現しているため、体液の移動によって眩暈などが引き起こされている可能性があります。水平仰臥位に戻すことで、体液の移動による低灌流を改善させる可能性があります。血圧が低下していると、下肢を挙上したくなるかもしれませんが、下肢挙上による静脈灌流の増加や、それに伴う心拍出量増加の効果は数分しか続かず、根本的な解決になりません。

3. 初期対応と原因の検索

　水平仰臥位にしても症状が改善しない場合、応援を要請して医師に報告します。初期対応と原因の検索については、「猿も聴診」という頭文字で覚えます。

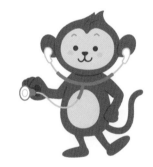

さ　　：酸素投与の準備
る　　：ルート（静脈路）を確保し、薬剤投与ができるよう準備する
も　　：モニターの準備（モニター付き除細動器やSpO₂）
ちょう：超音波検査の準備
しん　：心電図（12誘導心電図）の準備

　モニターを装着したら不整脈を確認します。心不全の患者さんでは、利尿薬の副作用、塩分制限、ホルモン分泌異常などによって、しばしば電解質異常が見られます。電解質異常は不整脈の誘発など、循環器系に悪影響を与えるとともに、脳への循環が低下すると、意識障害の原因にもなります。対応中に状態が悪化して心停止となった場合は心肺蘇生法を行いましょう。

4. 普段から低灌流の徴候を確認する

　四肢や体幹に浮腫を認めたとしても、それは間質の水分量を表しており、血管内は脱水となっている場合があります。頻脈、口渇の訴え、尿量の減少、舌の乾燥による口腔粘膜の亀裂などの徴候や、皮膚緊張の低下などは脱水を示唆している可能性があります（図2）。

図2 皮膚緊張の低下の観察

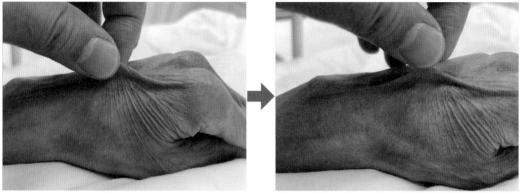

※皮膚緊張の低下は、母指と示指で皮膚を摘んでテント状に盛り上げた後に、それが3秒以上経過しても復元しない場合を異常としている。
皮膚の復元にはエラスチンというタンパク質が関与している。年齢とともに皮膚のエラスチンは減少することが知られており、年齢が進むにつれて皮膚の緊張は低下する。高齢者の場合は、入院時の皮膚緊張の程度と比較するなど、経時的な変化でアセスメントする必要がある。

　さまざまな要因で心拍出量が低下している場合、体は主要臓器の血流を保とうとし、四肢末梢の血流を低下させるため、指先や足先に冷感を認めます。また、脈圧が小さい場合も心拍出量の低下を疑います。脈圧とは収縮期血圧と拡張期血圧の差のことですが、脈圧が収縮期血圧の25％未満であった場合は脈圧が低下していると判断します（症例は約22％です）（図3）。

図3 脈圧低下の式

$$\frac{収縮期血圧 - 拡張期血圧}{収縮期血圧} \times 100 < 25\% \Rightarrow 脈圧の低下$$

Steven McGee：マクギーの身体診断学 3rd Edition．エルゼビア・ジャパン，東京，2014：97-108．を参考

5. 頭側挙上など体位変換は症状を確認しながら段階的に行う

　低灌流の所見がある患者さんなどは、特に、頭側挙上すると体液が重力によって下半身に移動します。血管の反応性が悪い場合、脳への血流が低下して眩暈や意識レベルの低下を起こします。頭側挙上する際、症状を確認しながら少しずつ行いましょう。

参考文献
林寛之：Tips & Pitfalls in EM 救急診療の落とし穴．日本内科学会誌 2019；108（3）：557-562．

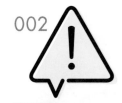

胸腔ドレーンから、エアリークが急に発生した!

合併症

池田 亮

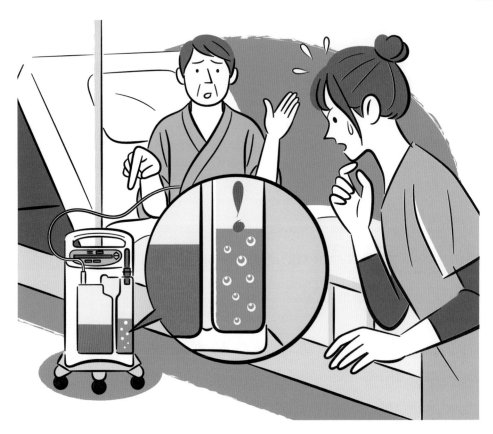

 ピンチを切り抜ける鉄則

　胸腔ドレーンからのエアリークでは、気胸の再発や肺切除術後の合併症、ドレーン回路の問題などが考えられます。呼吸状態の観察を行い、エアリークの有無、呼吸性変動の有無、ドレーン回路の緩みの有無などの観察を日頃から行うことが重要です。

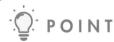 **POINT**

　胸腔ドレーンからのエアリークは、肺切除後の縫合部の破綻や肺損傷、気胸の再発、回路リーク(ドレーン挿入部や回路の接続部からの空気の引き込み)などが原因になります。エアリークの原因を理解し、対応できるようにしていきましょう。

症例

　気胸のため胸腔ドレーンを留置して5日目の患者Aさんは、トイレから戻ってきた際に持続吸引システムの中にボコボコと空気が出てきていることに気づきました。昨日からほとんど出ていなかったため、ナースコールを押して看護師に報告しました。Aさんは呼吸困難感などの自覚症状はなく、呼吸回数や呼吸パターンも正常でした。持続吸引システムのエアリークは呼吸に関係なく出続けており、確認するとドレーンの接続部が緩んでいるのが発見されました。

((!)) どうしてそうなった？

　中等度の気胸のため胸腔ドレーンを留置しており、はじめはエアリークを認めていましたが、徐々に消失していました。ドレナージ留置から5日経過し、トイレや買い物などのため持続吸引システム（図1）を持って歩く機会が増えているところでした。活動性が徐々に増加したことで、ドレーンの刺入部や回路の緩みが出てきてしまい、それに伴って空気の引き込みが行われてエアリークを発生させてしまいました。

[編者注]電動式吸引システムの場合、持続吸引の設定圧は機械本体で設定するため、常時水泡は発生しません。電動式の場合、図1の右側が水封室になるため、ここに水泡を認めた場合、エアリークと判断します。

図1 電動式持続吸引システム

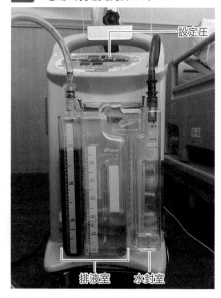

設定圧

排液室　　水封室

((!)) どう切り抜ける？

1. 患者さんの状態を観察する

　胸腔ドレーンからのエアリークは、どのような目的で留置されているかによってとらえ方が異なります。肺切除術後などの胸腔内血液や滲出液の排液目的でエアリークがあれば、肺瘻などの合併が考えられます。また、今回のように気胸であれば再発が考えられます。いずれにしても、エアリークが起こった場合には、胸腔内に空気が漏れて気胸を起こしていると考えられます。

　しかし、活発な活動により体を動かしたことでドレーンの先端が動き、胸腔内に残っていた空気が排気されることもあります。そのため、患者さんの呼吸回数やパターン、胸郭の動き、呼吸困難、SpO_2値、エアリークの持続性、エアリークの有無、呼吸性変動の有無などの観察を行い、患者さんの状態をアセスメントする必要があります。

2. 胸腔ドレーン・持続吸引システムの確認を行う

　積極的に歩けるようになると、体動によってドレーン刺入部の固定や接続部が緩み（図2）、ドレーン刺入部や接続部からの空気の吸い込みなどのドレーントラブルが生じてくることがあります。ドレーンを一時的にクランプすることで、エアリークが止まるのであれば胸腔内の問題であり、止まらなければ胸腔外のトラブルと判断もできます。また、呼吸性変動がなくエアリークがあれば胸腔外のトラブルであることがわかります。胸腔外のトラブルであれば、刺入部の観察として、刺入部周囲を手で圧迫して、エアリークが止まれば刺入部周囲からのエアの吸い込みが原因だと判断できます。エアリークが止まらなければ、ドレーンの接続部が緩んでいないか確認します。その他、持続吸引システム本体やドレーンそのものが損傷していないかも確認しておく必要があります。

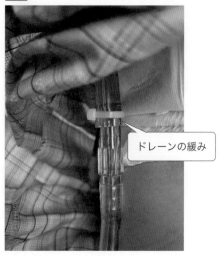

図2　ドレーンの接続部の緩み

ドレーンの緩み

3. 医師へ報告し対応する

　急にエアリークが発生したときは、前述のように原因検索を行い、医師へ報告します。ドレナージ刺入部の問題であれば医師による縫合で隙間をなくす、またはフィルムドレッシング材などで刺入部を覆い、エアを吸い込まないようにする必要があります。また、ドレーン回路の接続部の緩みであればタイガンベルト（図3）などを用いてしっかりと固定します。また、肺内への空気や排液の逆流入などにより、ドレーンからの感染のリスクが広がる可能性があるため、医師へ診察を依頼します。

図3　タイガンとタイガンベルト

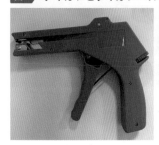

タイガン

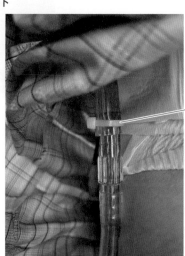

タイガンベルト

参考文献
1. 葛川元編著：自己抜去はもうサヨナラ！点滴・ドレーンの知識．日本離床学会編集協力，実践！離床完全マニュアル2．慧文社，東京，2018：80-81．
2. 桐林孝治：胸腔ドレーン管理のトラブルシューティング．消化器外科ナーシング 2013；18(12)：1146-1148．
3. 杉尾賢二，北村昌之，小野原俊博，他：胸腔穿刺・胸腔ドレナージ．臨床外科 2000；55(10)：1259-1261．

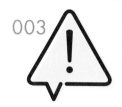

003 脳室ドレナージ中の患者さんが CT室から帰室後、頭痛と嘔気を訴えた！ （オーバードレナージ）

合併症

池田 亮

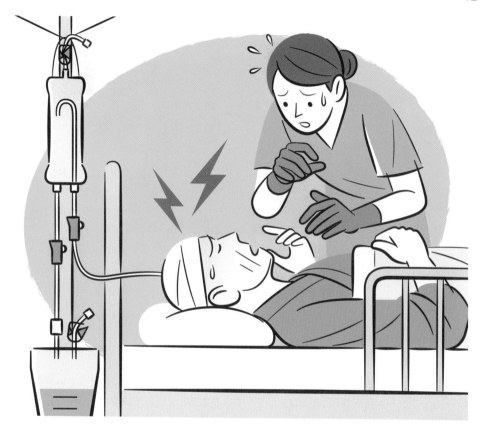

 ピンチを切り抜ける鉄則

ドレナージ回路の開放忘れを防ぐためには、フィルタークランプとロールクランプの取り扱いを覚える必要があります。検査への搬送やギャッチアップなどで頭の高さを変える際にクランプを閉鎖した場合には、必ず0点設定やチャンバーの高さが適切であるか確認をしてから、必ず2名でクランプの開放を確認するなどの対策が必要です。

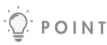 **POINT**

脳室ドレナージの管理では、ドレナージ回路のクランプを開閉することがあります。その際に誤った操作を行ったり確認を怠ると、とても危険な状況となります。ドレナージ回路の正しい取り扱い方法を理解し実践できるようにしましょう。

症例

　入院中の患者Aさんは、くも膜下出血により脳室内に貯留した血液や脳脊髄液の排出、頭蓋内圧のモニタリング、水頭症の予防などの目的で脳室ドレナージを留置していました。頭部CTを撮影するため、医師によりドレナージ回路のフィルタークランプ2か所とロールクランプ2か所（図1）をそれぞれクランプし、CT室へ搬送しました。CT室からの帰室後、看護師がドレナージ回路のロールクランプを開放しました。その後、Aさんから「頭が痛い」「気持ち悪い」という訴えがあり、脳室ドレナージの回路を見ると、血性の排液が流れるように出てきていました。

図1 フィルタークランプとロールクランプ

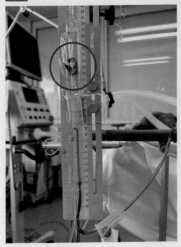 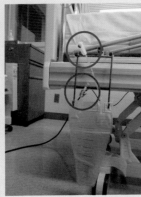 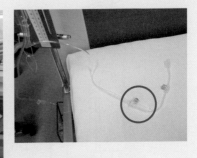

○ ロールクランプ
○ フィルタークランプ

((◦)) **どうしてそうなった？**

　ドレナージ回路を確認するとドリップチャンバー上のフィルタークランプだけが閉じていました。脳室ドレナージは、ドリップチャンバーの上にあるフィルターにより大気と交通しているため、開放式ドレーンになります。閉鎖式ドレーンのように刺入部から排液バッグまでの落差によるドレナージではなく、チャンバーの高さで頭蓋内圧を調整し排出量をコントロールしています。そのため、ドリップチャンバー上のフィルタークランプだけが閉じていると、開放式ドレーンから閉鎖式ドレーンとなり、外耳孔（圧の０点）から排液バッグまでの高さ（落差）分だけ陰圧となり、サイフォンの原理で脳室内の髄液や血液が排出され続ける状況となってしまいました（図2）。

図2 脳室ドレナージの仕組みとオーバードレナージ

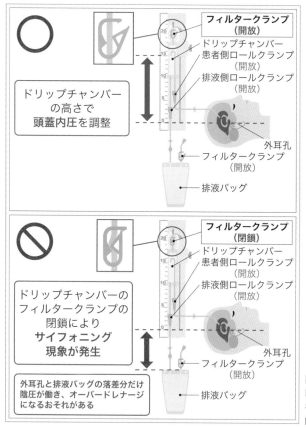

フィルタークランプ
（開放）
ドリップチャンバー
患者側ロールクランプ
（開放）
排液側ロールクランプ
（開放）

ドリップチャンバー
の高さで
頭蓋内圧を調整

外耳孔
フィルタークランプ
（開放）
排液バッグ

フィルタークランプ
（閉鎖）
ドリップチャンバー
患者側ロールクランプ
（開放）
排液側ロールクランプ
（開放）

ドリップチャンバーの
フィルタークランプの
閉鎖により
サイフォニング
現象が発生

外耳孔と排液バッグの落差分だけ
陰圧が働き、オーバードレナージ
になるおそれがある

外耳孔
フィルタークランプ
（開放）
排液バッグ

医薬品医療機器総合機構：開放式脳室ドレナージ回路使用時の注意点について．PMDA医療安全情報 No52，2017年12月．https://www.pmda.go.jp/files/000221682.pdf（2024/5/23アクセス）より引用

どう切り抜ける?

1. 意識レベルやバイタルサインの観察を行う

　頭痛や嘔気などの症状が出現した場合には、再出血などによる頭蓋内圧亢進による症状が疑われるため、患者さんに変化がないかを観察しアセスメントする必要があります。頭蓋内圧が亢進すると、脳に血液が送りにくくなるため血圧が上昇し、心拍数は低下（徐脈）します。このように、頭痛や嘔気以外にも、血圧の上昇、心拍数の低下などのバイタルサインの変化が見られます。また、オーバードレナージにより髄液や血液が急激に排出されることで硬膜下血腫を発症したり、脳室内ドレーンの先の近傍にある脳実質に陰圧がかかり脳出血を引き起こしたりすることで、意識レベルの低下などの症状がみられることがあります。

2. ドレナージ回路の観察を行う

　再出血であればドレナージ回路から血液が多量に流れてきます。そのため、意識レベルやバイタルサインの観察と同時に、ドレナージ回路の確認も行います。また、ドリップチャンバー上のフィルタークランプが閉鎖されていれば、サイフォンの原理によるオーバードレナージになります。

　一方、ドリップチャンバー上のフィルタークランプが開放されている場合は再出血の可能性もありますが、チャンバーの高さが医師の指示よりも低い設定になっている場合や、0点設定よりも高い位置に外耳孔がある（ベッドがギャッチアップされている）状況で開放された場合にも、頭蓋内圧が高くなり、多くの排液が流出することになります。そのため、0点設定（図3）は適切か、拍動の有無[※]、排液の性状や流出状況などの観察を行います。

※脳室ドレナージでは心拍に同調して液面の上下運動、つまり拍動があります。拍動がない場合は、ドレーンの閉塞やドレーンの逸脱が疑われます。

図3 脳室ドレナージの0設定

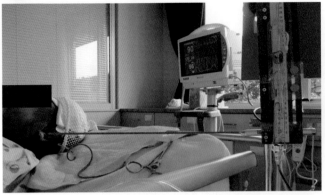

ドレナージタワーの0cmのと外耳孔の高さをレーザーポインターで合わせる。

3. 医師へ報告し対応する

　ドリップチャンバー上のフィルタークランプの開放忘れであれば、これ以上の陰圧を与えないようにするために、安全性を考慮して患者さん側のロールクランプを行ってから医師に患者さんの状態と状況を報告します。また、0点設定やチャンバーの高さの設定間違いでも患者さん側のロールクランプを行い、医師に患者さんの状態と状況を報告し、指示のもと0点設定をやり直します。

　クランプを開放する前には、クランプの開閉の順番（図4）を守り、安全に開放できるようにする必要があります。

図4 クランプ開放の順番

閉鎖時 A→B→C→D
開放時 D→C→B→A

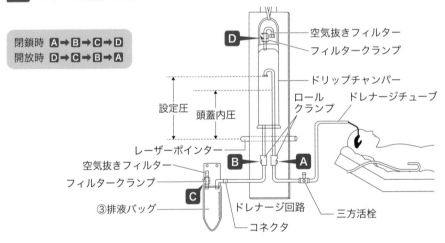

参考文献

1. 池田亮編著：くも膜下出血，急性期脳卒中観察とドクターコール．日総研出版，名古屋：2011：121.
2. 開放式脳室ドレナージ回路使用時の注意点について．医薬品医療機器総合機構PMDA医療安全情報，No52，2017年12月.

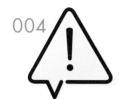

004 気管切開患者で、スピーチバルブを装着したら、SpO₂が低下した!

合併症 気管カニューレが側孔のないタイプだった!

岡村 英明

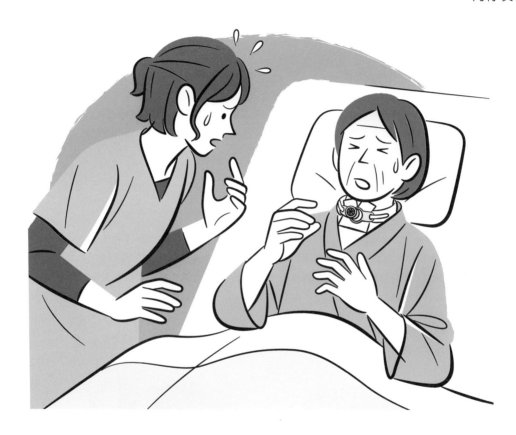

ピンチを切り抜ける鉄則

　発声訓練時に使用するデバイスはセットで置く（側孔なし内筒や人工鼻と一緒にしない!）など、管理方法を工夫することが大前提です。そして、発声訓練に限らずカニューレ交換の際は、他スタッフとともにダブルチェックしてください。カニューレ交換時のチェックリストなどを作成し、そのつど確認しましょう。さらに大切なのは、スピーチカニューレに変更した際は、その場をすぐ離れず、呼吸状態を観察することです。

POINT

　気管切開チューブは気管チューブに比べて種類が多様で、切開直後に使用されることの多い単管タイプから、二重管、カフ付き、カフなし、側孔付き、側孔なし、などがあります。使用するデバイスや用途に応じて内筒やバルブなど付属器具を変更して使用するため、その取り扱いには十分な注意が必要です。

🔊 起こった状況

症例

　重症肺炎で長期人工呼吸器管理となり、気管切開術を受けた患者Aさん。ようやく肺炎も改善傾向で、現在、人工呼吸器離脱に向けてスピーチカニューレ（二重管・側孔付き）を用いて発声訓練を行っています。この日も担当看護師が訓練を開始しようとスピーチバルブを装着したところ、Aさんは突然苦しそうに暴れ出し、SpO₂は明らかに低下しています。装着した看護師はどうしてよいか青ざめています。

🔊 どうしてそうなった？

1. 起こった原因

　この症例では、患者さんは発声訓練が可能な「二重管・側孔付き」のカニューレを使用しています。この場合、発声訓練の際には「側孔付きの内筒」に交換し、スピーチバルブを装着しなければいけません。それを、「側孔のない内筒」のままで装着してしまったため、「吸うことはできても吐き出せない状況」に陥ってしまい、呼吸困難になってしまったのです。

2. スピーチバルブについて

　発声訓練で使用されるスピーチバルブは「吸気時のみ空気が通る一方弁」となっており、装着すると呼気がカニューレの側孔とすぼめたカフの脇を通って「声門からのみ呼出される」ことで発声できるようになります（図1）。そのため「二重管・側孔付きカニューレ」を使用している患者さんの発声訓練の際は、「側孔付きの内筒」に入れ替えてからスピーチバルブを装着する必要があります。現在、デバイスの多くが誤接続を防ぐため、その器具専用のスピーチバルブを付属していますが、どんな種類のカニューレにも接続できるタイプのスピーチバルブも販売されているため、注意が必要です。

図1 ▶ スピーチバルブの構造

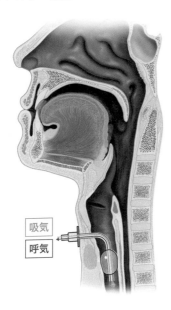

通常のカニューレ

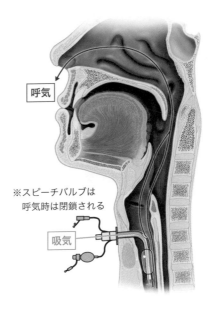

呼気

※スピーチバルブは
呼気時は閉鎖される

吸気

スピーチバルブ

1. スピーチバルブを速やかに外し、呼吸状態を観察する

　まず、誤って装着したスピーチバルブを速やかに外しましょう。そして呼吸状態を観察するとともに酸素を投与します。特にスピーチバルブを外した段階で呼吸経路が十分確保されているかどうか、気管切開チューブ付近に耳を向けて慎重に吸気と呼気の呼吸音を確認します（気道の確認）。

　また、目線は胸へ向け、胸郭の上下の可動性が十分かどうかを観察します（呼吸の確認）。

　気管切開チューブ使用時の酸素投与の際、専用のアダプタを使用することも可能ですが、手元にない（もしくは施設で取り扱いがない）場合は、トラキオマスク等で代用します。酸素投与しながらSpO_2を含めた呼吸回数や呼吸困難の有無などの呼吸状態を継続的に観察しましょう。

2. すぐに応援を要請する

　その場を離れず、すぐに応援を呼びましょう。蘇生場面に限らず、緊急時は医師を呼ぶ、処置を行う、必要物品を取ってくるなど、複数のことを同時かつ適切に行うために人手が必要となります。

3. 補助換気や吸引の準備をする

　スピーチバルブにより気道の閉塞が続くと気道が加湿されず、痰の粘稠度が高い状態となっているため、必要に応じて加湿、吸引等を行います。また、低酸素により意識が低下し、自発呼吸がない場合はジャクソンリースやバッグバルブマスクなどを用いた補助換気が必要となります。自発呼吸があれば抵抗にならない程度に補助換気を実施しましょう。

引用・参考文献

1．春田良雄，長谷川隆一監修：人工呼吸ケア トラブル回避力アップガイド．みんなの呼吸器Respica 2022年 冬季増刊．
2．竹川幸恵編：特集 気管切開患者の呼吸管理とケア．みんなの呼吸器 Respica 2022；20（6）．
3．小倉崇以，則末泰博編：特集 気道．INTENSIVIST 2019；11（4）．

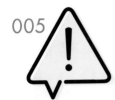

005 痰が取れず、吸引圧を上げたらSpO₂が低下した!

合併症 気管挿管患者の痰が取りにくく、吸引圧を上げて実施したらSpO₂が低下してしまった!

武見 和基

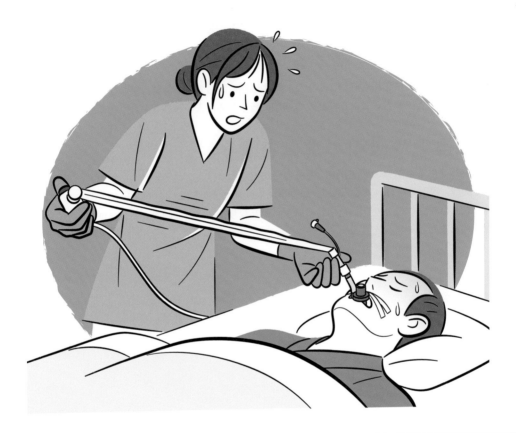

ピンチを切り抜ける鉄則

　吸引による低酸素血症を避けるには、吸引圧20kPa(150mmHg)以下を守り、吸引の目的である「気道の開存」を踏まえて実施することです。フィジカルアセスメントで痰が吸引できる位置にあることを確認してから実施し、過剰な吸引を避けることが大切です。

POINT

　痰が粘稠で吸引しにくいとき、高い吸引圧で実施すると、肺内の空気が吸引され酸素化が悪化してしまいます。一度で取れない場合には患者さんの呼吸状態が改善したのを確認しつつ何回かに分けて行います。痰は除去できる位置に存在するか、吸引が必要かをアセスメントして実施することが大切です。

((Q)) 起こった状況

症例

　患者Aさん、細菌性肺炎で入院中。痰が粘稠で吸引を行っても咳嗽を繰り返しており、取り切れていない様子でした。看護師は、吸引圧20kPa（150mmHg）で実施していましたが、一度で取り切ったほうが患者さんの苦痛が少ないと考え40kpa（300mmHg）まで圧を上げて吸引を行いました。するとSpO$_2$が83％まで下がってしまいました。慌てて吸引を中止しましたが、努力呼吸となりAさんは苦しそうです。

((Q)) どうしてそうなった？

　高い圧での吸引は、肺内空気の量が減る肺容量減少や酸素濃度低下を起こしやすくします。また、呼気終末陽圧（PEEP）が解除されやすくなり、末梢気道の虚脱が助長される可能性も考えられます（図1）。

図1 吸引による肺容量・酸素濃度低下、末梢気道虚脱のイメージ

陽圧　　　　　　　吸引

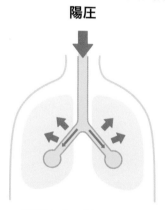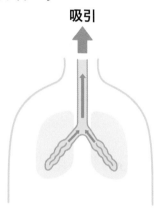

PEEPによる末梢気道開存　　　　　肺容量・酸素濃度低下
　　　　　　　　　　　　　　　　PEEP解除による末梢気道虚脱

吸引は肺容量・酸素濃度低下や末梢気道虚脱を誘発する。

((Q)) どう切り抜ける？

1. 吸引を中止し人工呼吸器の100％O$_2$モード機能を　使用して酸素化改善を図る

　吸引を続けると低酸素血症を助長するので直ちに中止し、高濃度酸素投与を行って改善を促します。1～2分で改善しない場合は危険な状態と考えられるため、医師へ報告し対応を検討します。

2. 観察を継続する

　一度酸素化が改善しても、再び低下する可能性があるため呼吸状態の継続観察を行います。100％O$_2$モード機能使用後にも改善がみられない場合や表1の低酸素血症の症状が見られる場合には人工呼吸器の設定変更で改善を促す必要があるため、速やかに医師に報告します。
　酸素飽和度（SpO$_2$）と動脈血酸素分圧（PaO$_2$）の関係を表2に示します。

表1 危機的低酸素血症のアセスメント

アセスメント項目	危険な状態	備 考
経皮酸素飽和度モニタ	安定した状態でのSpO₂値にかかわらず、SpO₂が80％以下は絶対的に危険な状態	経皮酸素飽和度モニタに示されるSpO₂とPaO₂の関係は**表2**を参照
口唇などのチアノーゼ	程度に関係なくチアノーゼが認められれば危険な状態	部屋の照明によってはわかりにくいこともある
心電図モニタ	あらたな不整脈が見られる。特に心室期外収縮に注意。ST部分とT波の異常にも注意する	吸引の刺激で頻脈になることは普通に観察される。1～2分程度で頻脈が治まらない場合には頻脈性不整脈も考える

日本呼吸療法医学会気管吸引ガイドライン作成ワーキンググループ：わかる！できる！気管吸引あんしん教育ガイド-気管吸引のガイドライン完全準拠. メディカ出版, 大阪, 2011：48. より引用

表2 酸素飽和度（SpO₂）と動脈血酸素分圧（PaO₂）の関係

SpO₂（%）	PaO₂（mmHg）	特 徴
97	90	
95	80	早期アラーム設定値
93	70	
90	**60**	**危険レベル（呼吸不全の定義）**
83	50	
75	40	混合静脈血

日本呼吸療法医学会気管吸引ガイドライン作成ワーキンググループ：わかる！できる！気管吸引あんしん教育ガイド-気管吸引のガイドライン完全準拠. メディカ出版, 大阪, 2011：75. より引用

3. 高い吸引圧の問題

　吸引によって肺容量が低下することが指摘されています[3]。吸引圧50kpaで12Frのチューブを用いた実験では23L/分の肺内空気が吸引されたとしています。また、吸引カテーテルを人工気道に35cm挿入して吸引圧を変化させ、10秒間の吸引空気量を観察した実験があり、圧が高いほど吸引される空気の量が多くなることがわかります（**表3**）。さらに吸引は呼気終末陽圧（PEEP）を解除するため末梢気道の虚脱が起こりやすくなります。

表3 吸引チューブサイズ別、吸引空気量の違い

吸引圧（torr）	10Fr		12Fr	
	開放状態（mL）	密封状態（mL）	開放状態（mL）	密封状態（mL）
50	微量	500	20	860
100	10	1230	50	1910
150	30	1720	80	2650
200	40	2010	110	3150
250	50	2420	130	3600

人工肺を用い10秒間吸引したときの吸引される空気量の測定結果
開放状態とは、気管チューブと吸引チューブ間に隙間があり、吸引圧によって外気が気管チューブ内に入る状態である。
密封状態とは、気管チューブと吸引チューブの間の隙間をなくした状態である。
小泉恵, 門脇睦美：研究の動向と問題点. ナーシングトゥデイ 1998；13(10)：28-32. より引用

4. 吸引の目的は気道の開存

吸引の目的は気道の開存であるため、痰を取りきることに固執することは避けます。また、吸引で取れる痰は気管チューブから気管分岐部までです（図2）。吸引前に以下のことを観察し、必要性を判断してから行います。

①視覚的に気管チューブ内に痰が見える
②聴診で第2肋骨周囲の気管から主気管支にかけての低音性連続性ラ音（ロンカイ）が聴診される、または呼吸音の減弱がある
③胸部の触診でガス移動に伴った振動が感じられる
④人工呼吸器の気道内圧上昇（量設定時）、換気量低下（圧設定時）、フローボリュームカーブにのこぎり歯状波形を認める（図3）

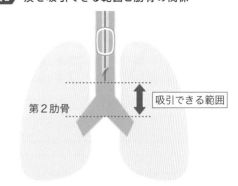

図2 痰を吸引できる範囲と肋骨の関係

第2肋骨　　　吸引できる範囲

吸引できる範囲は気管チューブ先端から気管分岐部までである。
第2肋骨が気管分岐部の目安となる。

図3 フローボリュームカーブ：のこぎり歯状波形

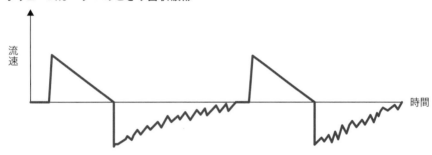

流速　　　　　　　　　　　　　　　　　時間

痰の貯留が疑われる状態。

引用文献

1．日本呼吸療法医学会気管吸引ガイドライン作成ワーキンググループ：わかる！できる！気管吸引あんしん教育ガイドー気管吸引のガイドライン完全準拠．メディカ出版，大阪，2011：48．
2．日本呼吸療法医学会気管吸引ガイドライン作成ワーキンググループ：わかる！できる！気管吸引あんしん教育ガイドー気管吸引のガイドライン完全準拠．メディカ出版，大阪，2011：75．
3．Stenqvist O, Lindgren S, Karason S, et al: Warning！Suctioning, A lung model evaluation of closed suctioning systems．Acta Anaesthesiol Scand 2001；45（2）：167-172．
4．小泉恵，門脇睦美：研究の動向と問題点．ナーシングトゥデイ 1998；13（10）：28-32．

参考文献

1．道又元裕：正しく・うまく・安全に気管吸引・排痰法．南江堂，東京，2012．
2．日本呼吸療法医学会気管吸引ガイドライン作成ワーキンググループ：気管吸引ガイドライン2013．人工呼吸 2013；30（1）：75-91．https://square.umin.ac.jp/jrcm/pdf/kikanguideline2013.pdf（2024/5/23アクセス）

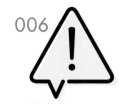

SpO₂が低下したので吸引したが、上昇しなかった

合併症

山川 貴史

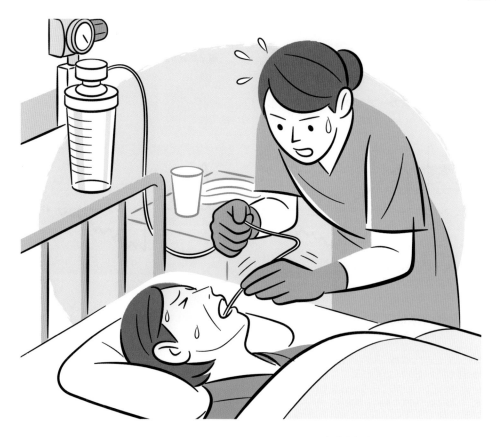

 ピンチを切り抜ける鉄則

　低酸素血症が発生した場合、最も優先されるのは酸素投与です。「SpO₂が下がったら吸引をする」をルーチンで行うのではなく、患者さんの状態や既往歴を把握し、迅速に医師に報告して適切な対応をすることが重要です。

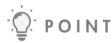 **POINT**

　低酸素血症の原因には、①肺胞低換気、②換気血流比不均衡、③拡散障害、④シャントがあります。原因によっては治療や看護ケアが異なり、よかれと思って行った吸引が逆効果となることもあります。患者さんの病態から低酸素血症の原因をアセスメントすることが重要です。

起こった状況

症例

　既往歴にCOPD（慢性閉塞性肺疾患）があり、肺炎で入院中の患者Aさん。酸素1L/分吸入中です。Aさんから息苦しいと訴えがあったため、パルスオキシメータを測定したところ、SpO₂が85％と低下していました。看護師Bは急いで吸引を実施しましたが、SpO₂が上昇しません。Aさんの息苦しさはさらに悪化しており、看護師Bはどう対応してよいか迷っています。

 どうしてそうなった？

　SpO₂は血液中の酸素飽和度を経皮的に測定しています。AさんのSpO₂が低下しているということは、空気中から酸素を取り込み、体内で生じた二酸化炭素を排出するという肺の換気機能が果たせない「呼吸不全」の状態と考えられます。低酸素血症の原因は4つあり、原因によって、吸引を行ってもSpO₂が改善するとは限りません。

 どう切り抜ける？

1. 患者さんの意識状態の確認と、酸素投与を考慮する

　動脈血中の酸素が不足していると呼吸回数や換気量が増え、呼吸困難や不整脈、意識障害などの症状となって現れます。呼吸不全の状態が長引くと全身の重要な臓器への酸素の供給が滞り、臓器障害を引き起こすため、迅速な対応が必要です。呼吸不全は、空気吸入下の動脈血酸素分圧（PaO_2）が60mmHg以下と定義され、パルスオキシメータで測定したSpO₂では90％以下が目安となります（図1）。これを下回る場合は直ちに医師へ報告し、酸素投与を考慮します。

図1 PaO_2およびSpO₂と呼吸不全

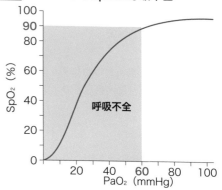

2. 酸素投与を行う場合、患者さんの既往歴に注意する

　酸素投与において注意すべき点は、AさんがCOPDの既往歴を有していることです。COPDの患者さんに対して高濃度の酸素投与を行うと、CO_2ナルコーシス[注]が引き起こされ、呼吸停止のリスクが高まります。患者さんが酸素投与を受けている場合は、既往歴を確認し、SpO₂の目標値を事前に医師に確認することが重要です。

注）慢性呼吸不全の患者さんに酸素投与を行うことで、低酸素の刺激で維持されていた呼吸が抑制され、血中二酸化炭素濃度が増加し、意識障害など中枢神経障害が現れる病態

3. 低酸素血症の原因を知る

低酸素血症の原因は4つあります（図2）。

図2 低酸素血症の4つの原因

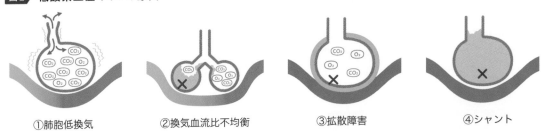

①肺胞低換気　　　②換気血流比不均衡　　　③拡散障害　　　④シャント

1）肺胞低換気

気管支の狭窄、または呼吸筋力の低下などが原因で、肺胞内を出入りする空気が極端に減少し、酸素量が少なく、二酸化炭素が多くなっている状態です。高二酸化炭素血症を伴います。

2）換気血流比不均衡

痰の蓄積などにより、換気量が減少した肺胞と、そうでない肺胞があり、換気血流比が適切に分布していない状態です。この状態は臨床上で最もよく見られ、肺炎、肺水腫、慢性閉塞性肺疾患、気管支拡張症などによって引き起こされることがあります。

3）拡散障害

肺胞間質の炎症による滲出液の蓄積や線維化により、肺胞壁の肺胞毛細血管膜が厚くなり、肺胞内の酸素、二酸化炭素が通過できず、ガス交換ができなくなる状態です。主に間質性肺炎や肺水腫で見られます。

4）シャント

シャントとは、換気が行われず、静脈血が動脈系に達する状態です。臨床では、痰の貯留による無気肺や、肺気腫などの閉塞性肺疾患などで、気道が閉塞した場合に見られます。酸素投与を行っても効果がありません。

参考文献

1. Collins JA, Rudenski A, Gibson J, et al: Relating oxygen partial pressure, saturation and content：the haemoglobin-oxygen dissociation curve. Breathe（Sheff）. 2015；11（3）：194-201.

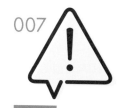

007 輸液ルート交換の際、中心静脈(CV)カテーテルから血液が逆流してきた(接続不良)

合併症

林 真理

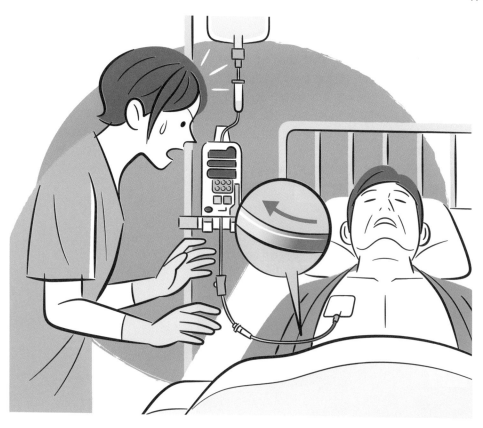

 ピンチを切り抜ける鉄則

　閉鎖式輸液ラインで逆流防止弁を設置した場合の接続部は3つあります。側管から何箇所か接続する場合は、接続部が緩む危険性があり、接続不良によって逆流の危険性が高くなります。そのため、接続部がきちんと閉まっているかを目と手で確認していくことが必要になります。

 POINT

　CVカテーテル挿入中のケアの中には、CVからの輸液操作やルート交換などがあり、それらは看護師が日々実施しています。その中で、CVの予期せぬ抜去やカテーテル関連血流感染、逆血などが発生することがあります。重症になればなるほど薬剤は増えて、接続部も増えていきます。ルート交換や日々のケアの中で確認作業を怠らないことが大切です。

起こった状況

症例

　患者Aさん。CVを挿入して、今日が初めての輸液ルート交換です。輸液ルートを作成し輸液剤を満たして、輸液ポンプに設置後、CVカテーテルに接続しました。1時間後に見に行くと、ルート内に逆血していました。どうして逆血したかわからず、焦っています。

どうしてそうなった?

　中心静脈(CV)カテーテルは高カロリー輸液や昇圧剤などさまざまな薬剤の投与、中心静脈圧測定などに使用します。閉鎖式輸液ライン(図1)でもCVカテーテルとの間に逆流防止弁を設置すると接続部は3つになります。側管から投与する場合は、用途によって何箇所か接続する必要があるため、それだけ接続部が緩む危険性があり、接続不良により逆血や感染の危険性が高くなります。また、側管の輸液が投与終了しているのに、外し忘れた場合は、圧力の関係で空の輸液バッグに流入することもあります。その他に、輸液ポンプを使用している場合は、輸液ルートを逆に設置してしまうこともあり、それによる逆血も考えられます。

図1 閉鎖式輸液ライン(クローズドシステムルート)

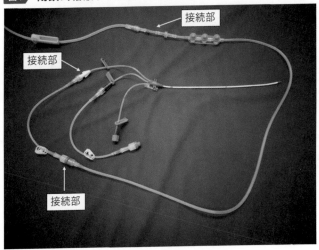

接続部
接続部
接続部

どう切り抜ける?

　まず、患者さん側から点滴や側管での薬剤の流れを確認していきます。ルートの破損による輸液の漏れはないか、接続部はきちんと閉まっているかなどを目と手で確認します。

　昇圧薬の接続部が閉まっておらず薬剤が漏れている場合は、患者さんのバイタルサインを確認し、すぐに新しい薬剤の投与を再開します。その際は、漏れていた前の薬剤は空気に触れていることがあるため、感染も考えて使用しないようにします。

　輸液ルート管理は、原則として表1のように行います。

　また、接続部が緩んだり外れたりした場合に、仮に患者さんが座位になろうとしたら、それは必ず制止しましょう。なぜなら、座位になると緩んだ接続部から体内へ空気が注入される確率が著しく高くなるからです。

表1 輸液ルート管理の原則

1. 閉鎖式輸液ルートを使用し、接続部を最小限にする
2. ルートを組むオープンタイプの使用は最小限にする
3. 接続部はきっちりとつなげる
4. 最後に指差ししながら、挿入部から輸液剤に向かって確認する
5. 時間経過とともに緩むことがあるため、訪室時にルートの確認を行う
6. 患者さんが検査や手術などの移動時にはそのつど確認する
7. 終了した側管からの輸液剤はすぐに外す
8. 輸液ポンプは正しく設置し、逆に設置するなどの間違えがないようにする
9. 接続部が完全に外れてルートが完全に大気に解放されていない限り出血は少ないため、落ち着いて対応する
10. 必要に応じて逆血部の生食によるフラッシュを実施する

参考文献

1. 安藤有子：中心静脈カテーテル．重症集中ケア 2009；8（5）：8-13.
2. 中麻美子：座位での中心静脈カテーテルの抜去は危ない！．Expert Nurse 2007；33（7）：41-43.

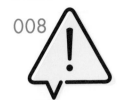

008 末梢ライン抜去したら、血腫ができた！

合併症 抗凝固薬を内服している患者さんの末梢ラインを抜去した際に血腫ができた

和田 秀一

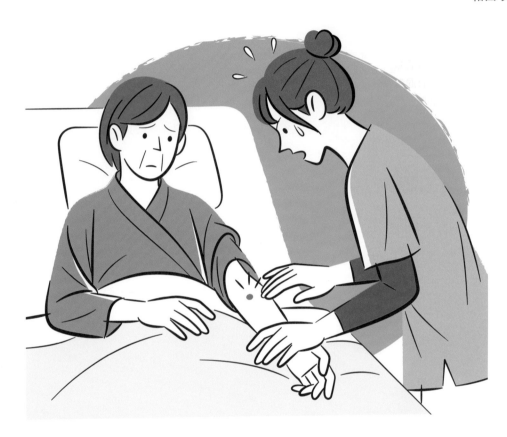

ピンチを切り抜ける鉄則

　末梢ライン抜去時のポイントは、初回の徒手的圧迫でしっかり時間をかけて止血することです。患者背景から出血のリスクを評価し、確実に止血できたことを確認するまで時間をかけてでも徒手的圧迫を続けることが大切です。また、止血確認後も定期的に観察を行いましょう。

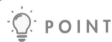 POINT

　末梢静脈から針を抜くと、損傷した血管周囲に血液成分が徐々に拡散し皮下出血を起こします。皮下出血した血液は、血液凝固機序の働きでフィブリン形成を始め血腫となります。皮下出血を最小限にするために、患者背景に合わせた止血方法が重要です。

🔊 起こった状況

症例

　患者Aさん。大動脈弁置換術のため入院中。術後より、抗凝固薬（ワルファリン）の内服が開始となりました。術後経過良好であり、本日で末梢ラインからの輸液投与が中止となりました。Aさんの末梢ラインを抜針後、２～３分刺入部を押さえて病室を去りました。数分後にナースコールが鳴り、訪室すると刺入部周囲に２cmの皮下血腫を認めたため慌ててしまいました。

🔊 どうしてそうなった？

　皮下血腫は、神経障害などの合併症を招くことがあります。患者Aさんは抗凝固薬の内服をしていたため、血液凝固能が阻害され通常より易出血傾向でした。通常の止血では不十分となることが多いため、追加で徒手的圧迫することが必要となります。また、刺入部のみを圧迫止血し、皮下で血管を貫いている部位を圧迫することができていなかった可能性があります。

🔊 どう切り抜ける？

1. しっかりと徒手的な圧迫で止血を行う

　静脈から針を抜いた後の皮下出血・皮下血腫を起こす原因は止血手技や、止血時間不十分です。まずはしっかりと止血を行うことが重要です。止血時間は通常５分程度とされていますが、抗凝固薬を内服している場合は10分程度、徒手的に圧迫した後に止血状況を確認し、止血できていなければ追加で徒手的圧迫をすることが大切です。

2. 圧迫止血は皮下の血管を意識する

　末梢ラインの先端は、皮膚刺入部より中枢側で血管内に挿入されています。末梢ラインを挿入する看護師と抜針を行う看護師が同じとは限りませんので、挿入の深さや血管に針が刺さった位置を意識せずに抜針します。皮膚刺入部と血管刺入部は同じ位置でない可能性があるため、皮膚刺入部より1.5～２横指中枢側から血管を押さえることで血管刺入部を圧迫止血することが可能です（図1）。

図1　血管刺入部と皮膚刺入部の位置関係

1.5～２横指分押さえる

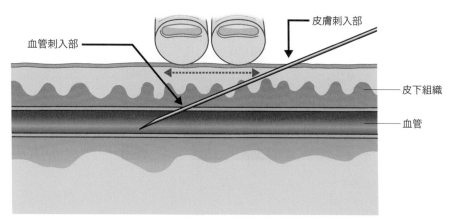

血管刺入部

皮膚刺入部

皮下組織

血管

3. 血腫による神経障害

　解剖学的に前腕には神経・血管・骨が狭い空間に位置しています（図2）。圧迫止血が不十分で出血量が増加した場合、組織間質内に血液が漏出し神経を圧迫する可能性があります。すぐに血腫を形成せずに時間をかけて徐々に血腫が増大することもあるため、定期的に抜針部位を観察しましょう。

図2　前腕の解剖

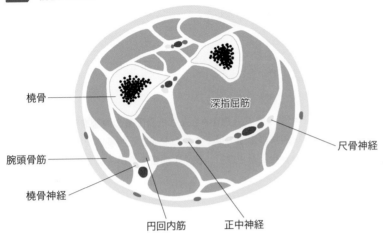

4. エコーで血管を確認しながらの圧迫も有効

　近年、小型化された血管エコーの開発により、エコーガイド下で静脈確保を行うなどイメージの可視化が可能になりました。皮下血腫が大きい場合は出血している血管がわかりにくくなります。しかし、血管をエコープローブで確認しながら徒手的に圧迫すると、血腫の原因となる血管の血流を途絶させることができ止血が可能となります。エコーの使用は、確実に血管を捉えることができますが、操作に日々の訓練が必要です。しかし、血管を確認し押さえるだけならば比較的容易であるため血管が深い場合などは1つの方法として有効です（図3）。

図3　エコーで映し出されるイメージ

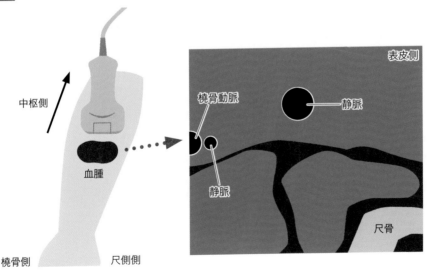

血腫でわかりにくくなった血管の位置を把握する。

5. 患者背景を事前に確認しておく

　心疾患や脳血管疾患の既往のある患者さんは、抗凝固薬や抗血小板薬を内服している可能性があります。抗凝固薬・抗血小板薬はそれぞれ作用機序が違います。患者さんが内服している薬剤と薬剤ごとの効果を血液データからモニタリングし、事前に出血リスクを評価しておくことが重要となります。薬剤ごとに確認する検査内容が違うため事前に把握しておきましょう(表1)。

表1　**抗凝固薬とモニタリングに用いる検査**

	薬品名	商品名	作用機序	半減期	モニタリングに用いる検査
内服薬	ワルファリンカリウム	ワルファリン	凝固因子 Ⅱ Ⅶ Ⅸ Ⅹの産生傷害	55～130時間	PT(PT-INR)
内服薬	ダビガトラン	プラザキサ	凝固因子 FⅡaの阻害	12～14時間	APTT延長が多い
内服薬	リバロキサバン	イグザレルト	凝固因子 FⅩaの阻害	9～13時間	PT延長が多い
内服薬	アピキサバン	エリキュース	凝固因子 FⅩaの阻害	12時間	なし
内服薬	エンドキサバン	リクシアナ	凝固因子 FⅩaの阻害	6～11時間	PT延長が多い
注射薬	ヘパリンナトリウム	ヘパリンNa	アンチトロンビン活性増強	40分	APTT、ACT
注射薬	アルガトロバン	スロンノン	凝固因子 FⅡaの阻害	15～30分	APTT、ACT

橋口照人：治療に用いられる抗凝固薬. 臨床検査 2022；66(2)：166-170. を参考に作成

参考文献
1. 山崎家春：採血合併症と予防・対応法 その他の合併症. 検査と技術 2020；48(3)：296-301.
2. 橋口照人：治療に用いられる抗凝固薬. 臨床検査 2022；66(2)：166-170.
3. 森寛行：末梢静脈路確保. Hospitalist 2020；8(3)：469-475.

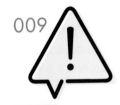

気管挿管困難であることはわかっていたが挿管に30分以上かかってしまった！

合併症

金 姫静

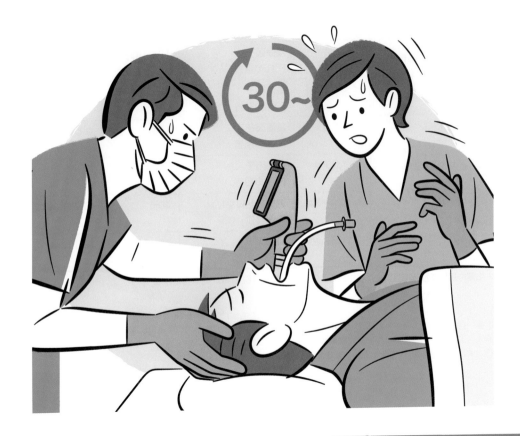

 ピンチを切り抜ける鉄則

　気管挿管困難が予想された場合は、外科的気道確保を行う可能性があるため、すぐに使用できる状態に準備する必要があります。気管挿管困難時のシミュレーションを行い、医療チームで共通認識を持ち行動できるように、日頃より緊急時に備えておく必要があります。

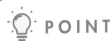 **POINT**

　患者さんの状態から気管挿管困難が予測される場合、安全な気管挿管方法や代替手段について検討し、最大限事前に準備し対応する必要があります。

症例

　60歳代、男性、肺炎治療で一般病棟入院中。酸素投与をしていましたが、呼吸状態が悪くなり人工呼吸器管理を行うことになりました。既往に甲状腺がんがあり、鎮静をしてビデオ喉頭鏡を使用して気管挿管を試みましたが、30分かかっても気管挿管できず、SpO₂の低下がありました。

（（♪）） どうしてそうなった？

　甲状腺がんの影響で気管が左右どちらかに偏る"気管偏移"があるため、声帯を確認しづらく気管挿管に時間がかかった状態です。鎮静剤を使用しているため自発呼吸は低下または消失しており、A（気道：Airway）の異常（気道確保できない）が続くと気道が閉塞してしまいます。呼吸停止した場合は、低酸素血症に陥るまでの時間は短く、生命が危険な状況になる可能性があり、とても注意が必要です。

（（♪）） どう切り抜ける？

1. 気管挿管の手技を中止し酸素化を改善する

　気管挿管の手技中にSpO₂（酸素飽和度）が低下して90％になると、呼吸不全の定義であるPaO₂（動脈血酸素分圧）60Torr以下となります。組織への酸素供給量が低下しているため、気管挿管の手技を中断して、酸素化を改善する必要があります。

　同一医師の気管挿管操作あるいは同一器具（直視型喉頭鏡やビデオ喉頭鏡［図1］）を用いた操作を3回以上繰り返すと、上気道浮腫のリスクが高くなります。気道内操作を繰り返すことで上気道浮腫を起こし、マスク換気の状態が悪化することで予後不良となるためです。その時点におけるマスク換気の状態を確認し、胸郭の挙上があるか、すばやくSpO₂が上昇するか、マスクフィットは適切か評価します。ガスリークがある場合は、酸素流量を増加します。

図1　ビデオ喉頭鏡（マックグラス）

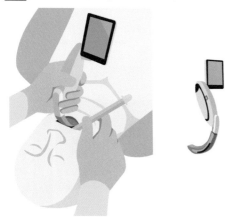

2. 気管挿管困難（失敗）の判断を行う

　熟練した医師が2回試みても気管挿管できず、マスク換気でも酸素化を保てない（SpO₂ 90％以下）場合、気管偏移による気管挿管困難と判断します。緊急の外科的気道確保に切り替えることを医療チームで確認し、救命を最優先する必要があります。病院内の救急応援体制（コードブルー）がある場合は、気管挿管困難であることを報告し、応援を要請します。

　気管挿管に時間がかかっているため、重篤な低酸素血症と高二酸化炭素血症による重症不整脈や心停止に備え、緊急カートやAEDなどの蘇生対応も迅速に進めておく必要があります。

3. 外科的気道確保の方法

　緊急の外科的気道確保として、輪状甲状膜切開または輪状甲状膜穿刺が選択されます。医師の指示に従い、必要物品を準備し介助を行います（**図2**）。

図2 **外科的気道確保の必要物品**

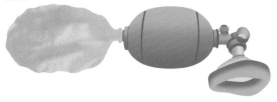

リザーバー付きバッグバルブマスク

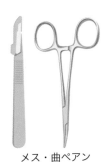

メス・曲ペアン

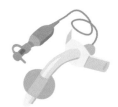

気管切開チューブ

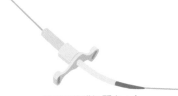

輪状甲状膜切開キット

このほか、局所麻酔薬、注射針、注射器、パルスオキシメータ、吸引チューブなどを準備する。

　輪状甲状膜切開は、内径6mm以上の気管切開チューブや輪状甲状膜切開用キット（**図3**）を切開孔から気管挿管し、バッグバルブマスク（BVM）を接続して換気します。

図3 **輪状甲状膜切開キット**

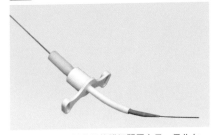

Melker（緊急用輪状甲状膜切開用カテーテルセット（クックメディカルジャパン合同会社）

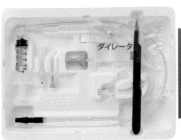

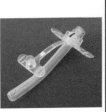

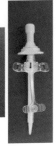

トラファイン®（株式会社トップ）

輪状甲状膜穿刺は、14G留置針（3〜4本）やクイックトラック™、トラヘルパー（図4）を気管に使用します。穿刺した静脈針や静脈留置針に2.5mLのシリンジの外筒と気管チューブから外したコネクタを接続し、BVMで換気します。

図4 **輪状甲状膜穿刺キット**

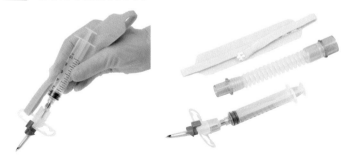

クイックトラック™（スミスメディカル・ジャパン株式会社）

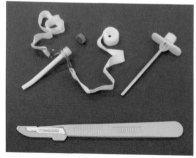

トラヘルパー（株式会社トップ）

4. 外科的気道確保後の対応

　外科的気道確保は、酸素化と換気を維持する手段としては不適当なため、一時的な救命的気道確保の手段と考え、72時間以内に気管切開に移行する必要があります。輪状甲状膜穿刺は、気管吸引と換気が不十分なため、速やかに輪状甲状膜切開へ移行するか検討します。

参考文献
1. 山勢博彰：クリティカルケア アドバンス看護実践．南江堂，東京，2013：19-25.
2. 清水敬樹：ICU実践ハンドブック．羊土社，東京，2013：111-113.
3. 日本気管食道科学会：外科的気道確保マニュアル第2版：日本気管食道科学会，東京，2023：35-52．https://www.kishoku.gr.jp/e-book/book-2/index.html#page=1（2024/5/23アクセス）

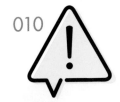

010 点滴の刺入部の痛みを訴えたため確認すると、血管の走行に沿って発赤していた！

合併症

佃 美里

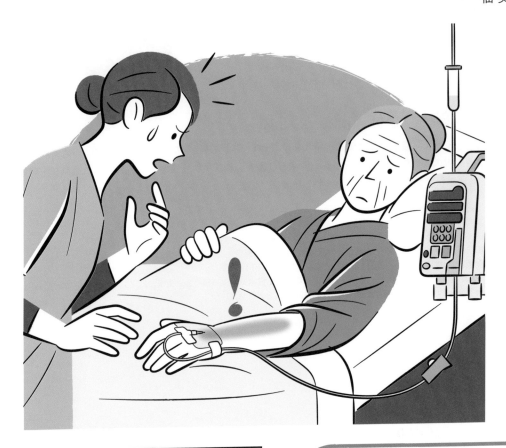

 ピンチを切り抜ける鉄則

　刺入部に痛みがあるときは「点滴液の血管外漏出」の恐れがあります。血管外漏出が起こったときは原因を追及し、即座に最適な対処法をとります。血管外漏出を早期発見するには、患者さん自身の症状を訴える力も重要です。「何かあれば教えてください」だけでなく、「皮膚が赤くなる」「点滴周囲が痛くなる」といったポイントを具体的に伝えて患者さん自身に訴えていただきます。

 POINT

　血管外漏出が起きてしまったとき、皮膚障害の程度は薬剤の種類・濃度・漏出量などによって症状や状態が異なります。時に痛みを伴う皮下硬結や、難治性の皮膚潰瘍の原因になります。薬剤の血管外漏出に対する対処法は確立されておらず、血管外漏出を起こさないことが最善の策になります。

症例

90歳代の患者Aさん。数週間前から食事が摂れず入院されました。血管が細く脆く、やっと手背に静脈ルートを確保することができました。ビーフリード®を輸液ポンプを使って投与していると、Aさんが点滴刺入部の痛みを訴えられました。確認すると血管の走行に沿って発赤し手背は腫れていました。

どうしてそうなった？

血管外漏出の主なリスク要因としては、表1のようなものが挙げられます。血管の選択部位、患者さんの年齢や背景疾患、輸液ポンプを使用しているかなども影響するため、知識としてもっておきましょう。今回の症例では高齢者であることからさまざまな原因が考えられます。

表1 **血管外漏出の主なリスク要因**

①高齢者(血管の弾力性や血流量の低下)
②栄養不良患者
③糖尿病や皮膚結合織疾患などに罹患している患者
④肥満患者(血管を見つけにくい)
⑤血管が細くて脆い患者
⑥化学療法を繰り返している患者
⑦多剤併用化学療法中の患者
⑧循環障害のある四肢の血管(上大静脈症候群や腋窩リンパ節郭清後など、病変や手術の影響で浮腫、静脈内圧の上昇を伴う患側肢の血管)
⑨輸液などですでに使用中の血管ルートの再利用
⑩抗悪性腫瘍薬の反復投与に使われている血管
⑪腫瘍浸潤部位の血管
⑫放射線療法を受けた部位の血管
⑬ごく最近施した皮内反応部位の下流の血管(皮内反応部位で漏出が起こる)
⑭同一血管に対する穿刺のやり直し例
⑮24時間以内に注射した部位より遠位側
⑯創傷瘢痕がある部位の血管
⑰関節運動の影響を受けやすい部位や血流量の少ない血管への穿刺例
⑱針刺し部位が足背または手背の静脈である
⑲留置位置が関節範囲である

どう切り抜ける？

血管外漏出があった際には、投与中の点滴を止めて、患者さんの静脈を注意深く観察し、原因を特定します。
血管外漏出時の皮膚障害の程度は薬剤の種類・濃度・漏出量などで異なります。漏れると危険な輸液を考えるうえでは以下の4つのポイントがあります。
①高浸透圧の薬剤かどうか、②強いアルカリ性の薬剤かどうか、③血管収縮作用のある薬剤かどうか、④電解質補正の薬剤かどうか

また、ガベキサートメシル酸塩は、濃度依存性に血管内皮細胞を傷害し、血管形成や血管壊死を生じさせると言われています。ガベキサートメシル酸塩を高濃度で投与した場合、明らかな血管外漏出がなくても血管破壊を生じ、二次的に漏出を招く可能性があるので注意が必要です。これらの薬剤を使用するときには漏れると

危険な輸液を取り扱っているという認識をもち、漏出を起こさせない対策とともに、丁寧な観察と問診が必要になります。

一般的に、血管内投与のみで皮下注射の適応がない薬剤は注意が必要です。血管外漏出に注意すべき薬剤（表2）が漏出した場合、当院では皮膚科の医師の診察を受けるようにしています。

血管外漏出を予防するために、血流のよい太い静脈を使用し、静脈確保が困難な場合は医師に相談し、中心静脈カテーテルや末梢挿入型中心静脈カテーテル（PICC）、ポート造設などを考慮しましょう。

輸液ポンプを使用すると、血管外漏出があっても、ポンプで圧をかけ押されるため、挿入部位の観察を確実に行い、血管外漏出を早期に発見することが必要です。

表2　血管外漏出に注意すべき薬剤（抗がん剤は含まない）

	一般名	商品名
高浸透圧薬	ブドウ糖 ビーフリード（配合薬）	ブドウ糖（20％以上）
	D－マンニトール	マンニトール
	ジアゼパム	セルシン
	ハイカリック	ハイカリック
血管収縮薬	エピネフリン	ボスミン
	ノルエピネフリン	ノルアドレナリン
	塩酸ドパミン	プレドパ
	塩酸エチレフリン	エホチール
	塩酸フェニレフリン	ネオシネジン
強アルカリ性薬剤	フェニトインナトリウム	アレビアチン
	炭酸水素ナトリウム	メイロン
	カンレノ酸カリウム	ソルダクトン
	フロセミド	ラシックス
	アシクロビル	ビクロックス
	アミノフィリン	ネオフィリン
	チオペンタール	ラボナール
電解質補正薬	グルコン酸カルシウム	カルチコール
	塩化カリウム	KCL
	塩化カルシウム	塩化カルシウム注
	メシル酸ガベキサート	レミナロン
	含糖酸化鉄	フェジン

参考文献
1. 浅野耕太：静脈投与×トラブルシューティング．がん看護 2023；28（5）：410-414.
2. 日本赤十字社和歌山医療センター看護部編：先輩ナースのかきこみが全部のってる！コツぶっくす 輸液．メディカ出版，大阪，2021：6.

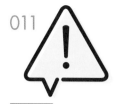

011

褥瘡予防のため仰臥位を避け、左右の側臥位に体位変換していたら大転子部に発赤ができた！

合併症

佃 美里

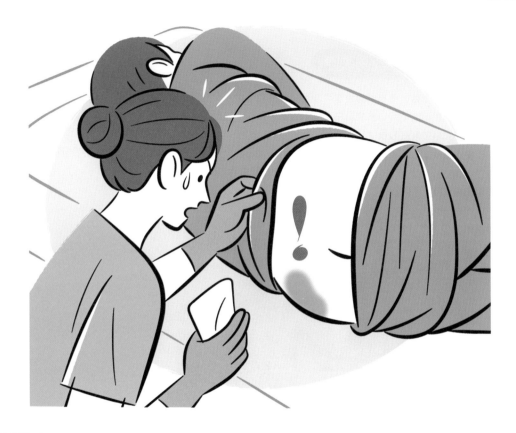

 ### ピンチを切り抜ける鉄則

発赤を見つけたときは、それが褥瘡なのか反応性充血なのかを判断することが大切です。褥瘡であれば急性期なので経過を観察します。そして褥瘡の発生原因を探り、適切な治療・ケアを行います。何よりもこれ以上の悪化や再発を予防することが重要です。

 ### POINT

発赤の見極めは、「指押し法」か「ガラス板圧診法」で行います。褥瘡は治療よりも、褥瘡を作らないこと、すなわち予防が何よりも大切です。褥瘡リスクアセスメントを行い、リスクに応じた予防ケアを行う必要があります。

症例

　患者Aさん、90歳代。おむつ内失禁、痩せ型で仙骨部に骨突出があり、褥瘡治癒の痕がありました。そのため仰臥位のポジショニングを避けて左右の側臥位でのポジショニングを行っていました。清拭の際に皮膚の観察を行っていると、左右の大転子部の皮膚に押しても消えない発赤ができているのを発見しました。

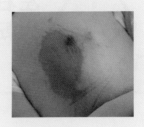

どうしてそうなった?

　発赤を見つけたときは、それが褥瘡なのか反応性充血なのかを判断することが大切です。その見極めは、指押し法かガラス板圧迫法で行います。白く消退しない発赤であれば褥瘡と判断できます。具体的な方法は次の「どう切り抜ける?」で解説します。

　褥瘡は、皮膚の一定の場所に継続して圧迫(外力)が加わり、組織内の血流が止まることが原因で発生します。圧迫には「圧縮応力」だけでなく、「引っ張り応力」「せん断応力」があり、それらによって「ずれ力」がはたらいて組織障害が助長されます(図1)。

図1　褥瘡発生のメカニズム

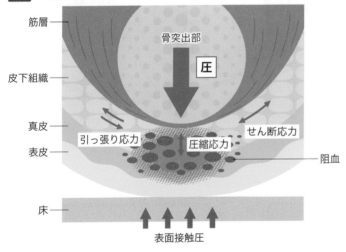

どう切り抜ける?

1. 褥瘡になる発赤かどうかを見極める

　発赤が見られたら、褥瘡になる「持続性の発赤」なのか、「一時的な発赤」(反応性充血)なのかを見極める必要があります。「持続性の発赤」は、血管の破綻によって赤血球が漏出したもので、これは褥瘡になります。褥瘡は不可逆的に阻血性障害に陥った状態ですから、発生初期には「発赤」となって現れることが多いのです。一方、「一時的な発赤」は、真皮深層の微小血管の拡張による「反応性充血」で、褥瘡ではありません。見分ける方法として「指押し法」があります(図2)。

図2 指押し法で「反応性充血」と判断された発赤

見つかった発赤

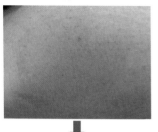

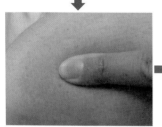

3秒間指を押し当てる

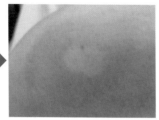

指の当たった部分の発赤が白く
消退しているため「反応性充血」
と判断される

2. 褥瘡発生の要因をアセスメントする

　褥瘡を発生させる要因には、大きく分けて、「個体要因」と「環境・ケア要因」があり、両方の要因に共通する要因が「外力」「湿潤」「栄養」「自立」の4つです。さらに、褥瘡が発生しやすい状況をまとめると、表1のような要素が挙げられます。それらをアセスメントするために、ブレーデンスケールやOHスケール、K式スケールなどを使います。

表1 褥瘡発生のさまざまな要因

状況	要因
寝たきりの高齢者	自力体位変換困難、低栄養、廃用性萎縮、スキンケア困難、拘束、ネグレクトなど
急性期	発熱、疼痛、知覚低下、意識障害など
周術期	術前安静、術中体位、手術時血圧低下、カテコールアミン、術後疼痛除去
特殊疾患・状態	脊髄損傷、神経変性疾患、精神疾患、鎮静薬使用、身体抑制、急性薬物中毒、糖尿病、血液透析など
終末期	疼痛、呼吸困難、低栄養

上出良一：褥瘡発生の要因. 褥瘡治療・ケアトータルガイド. 照林社, 東京, 2009：24. より引用

3. 予防・ケアのための適切なスキンケアとポジショニング

1）スキンケア

　褥瘡ケアは「予防ケア」「発生後ケア」の2つに分けられます。発生後ケアは、予防ケアに褥瘡やその周囲に対するケアが加えられものなので、予防的スキンケアは続けていく必要があります。スキンケアの基本は、洗浄・保護・保湿で、図2の手順で行います。

図2 スキンケアの手順

洗浄

↓

弱酸性の液体石鹸を十分に泡立てる(ビニール袋に液体石鹸とぬるま湯を入れて振る)

↓

優しく泡で洗う。洗い流すときは38〜40℃の湯で洗浄剤でしっかり洗う

↓

押さえるように拭く(こすらない)

↓

保湿剤(乾燥時)、皮膚被膜剤(浸軟時)を用いる

皮膚が乾燥したり、ふやけたり(浸軟)していると、皮膚の耐久性が衰え、摩擦やずれによるダメージが大きくなり、褥瘡が生じやすくなります。皮膚が乾燥していたら、保湿剤を塗って、水分を蒸発させないようにし、浸軟には撥水性のスキンケア用品や皮膚被膜剤を用い排泄物の付着を防ぎ、皮膚を保護します。

創を治癒させるためには、創面を適切な湿潤環境に整える必要があります。ドレッシング材の選択や軟膏については、皮膚・排泄ケア認定看護師や褥瘡対策チームに相談しましょう。

2)ポジショニング

体圧を分散させて安楽な姿勢をとることが必要です。そのためには体の下にクッションを入れて、体を支える面積を広くします。それにより、1か所にかかる圧力が分散でき、体の緊張もとれ楽な姿勢になります。対象者に応じて適切な体圧分散マットレスを使用しましょう。

『褥瘡予防・管理ガイドライン(第4版)』では、褥瘡を予防するために有効な体位変換の間隔として、体圧分散マットレスを使う場合は「4時間以内」としています。そのため、体位変換の間隔はルーチンで決めず、個々の症例や夜間の入眠状況をアセスメントして行うことが必要です。

3)その他

褥瘡ケアにおいては、皮膚・排泄ケア認定看護師や褥瘡対策チームに積極的に相談しましょう。また、褥瘡のある人の大半は低栄養状態であるため、NST(栄養サポートチーム)に相談して栄養状態の管理・改善につとめることが望ましいです。

参考文献
1. 日本褥瘡学会編:褥瘡予防・管理ガイドライン 第5版. 照林社, 東京, 2022.
2. 田中マキ子:新 まるわかり褥瘡ケア―最新ガイドライン DESIGN-R®2020に基づく. 照林社, 東京, 2022.

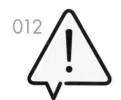

012

カテーテルを固定するテープを剥がしたら びらんが発生した（皮膚損傷、皮膚剥離）

合併症

志村知子

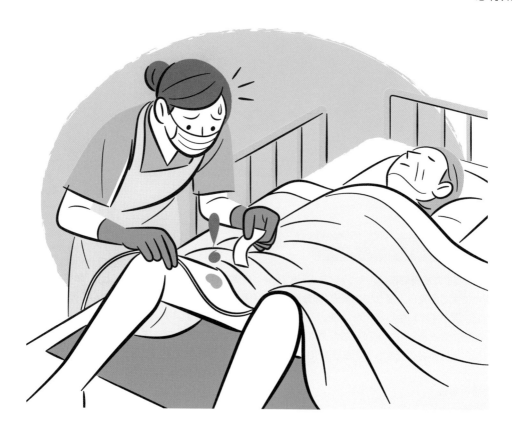

 ピンチを切り抜ける鉄則

スキン-テアは、いったん発生すると治癒するまでに時間とコストを要し、そして何よりも患者さんに痛みをもたらします。スキン-テアを発生させないためには、患者さんの皮膚の状態をアセスメントし、あらかじめ予防対策を講じておくことが最も重要です。

 POINT

臨床の場では、治療や検査のために各種ドレーン類やカテーテル類を体内に留置している患者さんに対応する機会が少なくありません。これらの管は誤って抜けることのないように体表にしっかりと固定する必要があります。そのために用いられるのが医療用テープですが、この医療用テープによって起こる二次的皮膚障害を予防することが非常に重要です。

症例

　70歳代の女性患者Aさん。胃がん、リンパ節転移により化学療法を受けています。食事が摂れず動けなくなり、病状の進行と両下肢の浮腫を認めたため外来を受診しました。検査の結果、さらなる状態の悪化が予測されたため、入院して今後の調整を行うこととなりました。輸液が開始され、水分出納管理目的で膀胱留置カテーテルが留置されました。数日後、受け持ち看護師Bさんがカテーテルを固定しているテープを交換しようとテープを剥がしたところ、びらんが生じてしまいました（下図）。

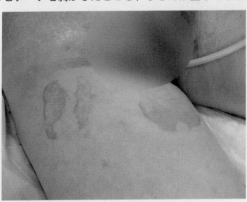

((o)) どうしてそうなった？

　Aさんに起こった皮膚障害はスキン-テア（Skin Tear：皮膚裂傷）です。スキン-テアとは「摩擦・ずれによって、皮膚が裂けて生じる真皮深層までの損傷（部分層損傷）」（図1）のことです[1]。また、Aさんに発生したような"医療用テープを剥がす際に生じたスキン-テア"を"テープテア"と呼びます。テープの粘着剤が表皮に固着し、テープを剥がす際に表皮を伴って剥がれるために起こる皮膚障害です。テープテアが起こる原因には、①患者の皮膚の脆弱性、②医療者の剥がし方、③医療用テープの性能などがあります。

図1 ▶ 皮膚の構造

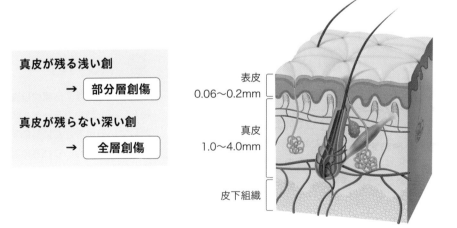

真皮が残る浅い創
　→ 部分層創傷

真皮が残らない深い創
　→ 全層創傷

表皮
0.06～0.2mm

真皮
1.0～4.0mm

皮下組織

1. 発生したテープテアを治療する

まずは発生したテープテアを治癒させなければなりません。真皮までの深さの創傷ですので、外用薬を用いた治療、もしくは真皮に至る創傷用の創傷被覆材などを使用するとよいでしょう(**図2**)。

図2 創傷被覆材（真皮に至る創傷用）

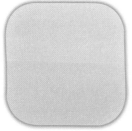

デュオアクティブ®ET
（コンバテック株式会社）

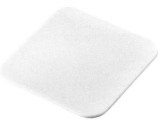

ハイドロサイト® 薄型
（スミス・アンド・ネフュー株式会社）

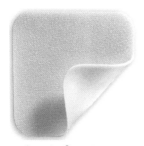

メピレックス® ライト
（メンリッケヘルスケア株式会社）

2. 新たなテープテアが発生しないように予防する

抗がん剤や分子標的治療薬の副作用として、発疹や紅斑、色素沈着、乾燥（ドライスキン）などの皮膚症状を認めることが少なくありません。学会調査によると、スキン-テアが発生した周囲の皮膚の所見として最も多かったのは「乾燥（ドライスキン）」であり、その他「斑状紫斑」「浮腫」などもリスク所見として挙げられています[1]。化学療法を受け、下肢に浮腫を認めるAさんに、今後新たなテープテアが発生するリスクは高いと考えられるため、次に示す1)〜3)の対策を講じる必要があります。

1)粘着剥離剤（リムーバー）を使用する

テープを剥がす際に粘着剥離剤を使用します。皮膚と粘着剤の間（隙間）に剥離剤の成分を浸透させることにより、粘着力を弱めてテープを浮き上がらせるように剥がすことができます。

2)皮膚被膜剤を使用する

あらかじめ皮膚被膜剤を皮膚に塗布することによって、表皮に薄い膜を作ります。粘着剤が剥がれる際に表皮ではなくこの膜が剥がれることによって皮膚を守ります。

3)皮膚保護材などを使用する

皮膚保護材を用いて**図2**のような対策をとるのも1つの方法です。**図3**ではハイドロコロイドであるハイコロール（ニチバン株式会社）を土台として皮膚に貼付し、その上から固定用テープを貼付しています。

図3 スキン-テア予防対策［ハイコロールＴＭ（ニチバン株式会社）使用］

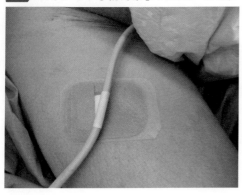 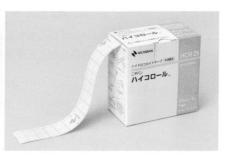

引用文献

１．日本創傷・オストミー・失禁管理学会編：ベストプラクティス スキン-テア（皮膚裂傷）の予防と管理．照林社，東京，2015.

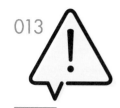

013

下肢の静脈に栄養輸液を投与したら、ひどい静脈炎になってしまった！

合併症

松井 貴生

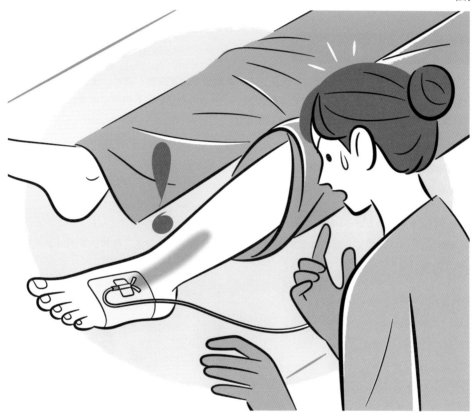

 ピンチを切り抜ける鉄則

きめ細やかな観察が静脈炎の予防と早期発見につながります。静脈炎発生時は対応方法が薬剤によって異なります。医療安全マニュアルなどに血管外漏出、静脈炎発生時の対応が記載されていますので、自施設での対応を確認しておきましょう。

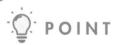 **POINT**

上肢の末梢静脈ルートの確保が難しい場合や計画外抜去予防のため、下肢の静脈を選択することが考慮されます。下肢での静脈路確保は、上肢の末梢静脈ルートの確保が難しい場合や、計画外抜去予防の際に考慮されます。輸液の特徴を知り、適切な血管および留置針の選択と観察が必要となります。

症例

　80歳代、男性。大腸がんの手術歴があり、癒着性イレウスにて入院中。安静度は病棟内歩行可能。イレウス管が留置され、絶食となっています。イレウス管の排液も多く、経口摂取がしばらくできないため医師よりビーフリード®輸液開始の指示がありました。上肢には静脈留置針が留置できる血管がなく、下肢の静脈に20Gでルートキープを行いました。翌日、リハビリテーションで病棟内を歩行後、患者さんから「点滴のところが痛む」と訴えがありました。確認したところ静脈に沿って発赤を認めました。

((o)) どうしてそうなった?

　ビーフリード®製剤は、メイラード反応を防止するため酸性で滴定酸度が高く、また浸透圧比も血漿と比較して約3程度です。加えて上肢と比較して血管径が細い下肢の末梢静脈に静脈路が留置されていた点やリハビリテーションでの歩行が静脈炎の原因と考えられます。

((o)) どう切り抜ける?

1. 静脈炎の原因を知る

　静脈炎は原因によって3つに分類されます（図1）。今回の症例では化学的・機械的要因によって生じた可能性が高いと考えられます。

図1 静脈炎の3つの要因

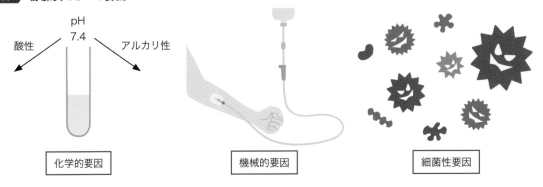

化学的要因　機械的要因　細菌性要因

　化学的要因の1つに「pH」があります。血液のpHはおよそ7.40を維持するよう調整されています。血液中に強い酸性、またはアルカリ性の薬剤が投与されることで血管内膜の損傷が起きやすくなります。

　次に、「浸透圧」です。血漿の浸透圧は約280mOsm/Lであり、一般に末梢静脈から投与できる浸透圧比は3以下（900mOsm/L以下）とされています。高い浸透圧比の薬剤を投与することで血管内膜が損傷し、静脈炎を生じます。

　そして、「滴定酸度」です。滴定酸度が高い薬剤は血液で希釈されても血液のpHに戻りにくいため、血管障害性が強いといえます。特に末梢静脈栄養製剤はアルカリ性が強いほどメイラード反応（褐色反応：アミノ酸とブドウ糖を混合すると時間経過とともに褐色に変化する反応）が進行しやすいため、pHを低くする必要があり、滴定酸度も高くなるという特徴があります。

機械的要因については、穿刺部を動かすことで留置針が血管内膜を損傷し、静脈炎が生じます。血管に対して留置針が大きければ、それだけ接触する機会が増えるため、なるべく太い血管に細い留置針を留置し、固定を確実に行うことでリスクを軽減できます。一般的に穿刺を避けたほうがよい部位（表1）について理解しておきましょう。

表1 穿刺を避けたほうがよいとされる部位[1]

- 30分以内に穿刺した血管
- 肘関節窩
- 腋窩リンパ節郭清や放射線照射を行っている患側上肢
- 下肢静脈
- 利き手側
- 出血斑や硬化組織のある部位
- 蛇行している血管
- 骨突出部位や関節付近
- 神経や動脈に隣接した部位

2. 投与中の観察

投与中はこまめな観察が必要となりますが、リスク因子を踏まえて、観察する頻度を考えます。「十分な血管を選択できなかった」「留置部位を動かす可能性がある」「痛みを訴えることができない」などの背景がある場合は、観察の頻度を増やすなどして異常の早期発見を行います。

3. 静脈炎発生時の対応

静脈炎と類似したものとして「血管外漏出」があり、鑑別が重要です。血管外漏出の特徴としては、症状が静脈に沿っていない、滴下速度の低下、血液逆流の消失などがあります。血管外漏出が疑われる場合には直ちに薬剤の注入を止め、マニュアルなどに沿って適切に対応する必要があります。血管痛は温罨法を行うことで血管が拡張し、血管内皮と薬液の接触を低減することができます。

静脈炎の場合は直ちに薬剤の注入を止め、医師に報告します。患部の冷却をすることで症状を軽減できる可能性がありますが、薬剤によって対処方法が異なる場合があるため、確認が必要です。また、時間経過とともに皮膚障害が生じる可能性があるため、自施設では発生時、発生後1時間、発生後2時間、各勤務帯1回に経時的に観察しています。可能であれば写真を撮影することで客観的な評価が可能となります。症状の悪化や改善が見られない場合は、専門科（皮膚科、形成外科など）にコンサルトが必要になります。

引用文献

1. 飯野京子，森文子編：安全・確実・安楽な がん化学療法ナーシングマニュアル．医学書院，東京，2009：115-117.

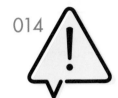

014 口腔ケアをしたら、歯肉から出血してしまった！

合併症 普段通りに口腔ケアをした際に、歯肉出血があり止血困難となった

山守 めぐみ

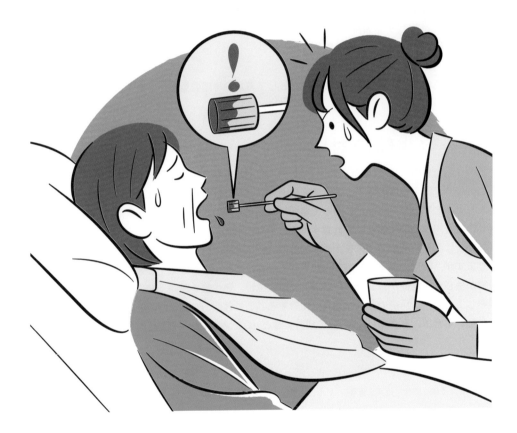

 ピンチを切り抜ける鉄則

口腔ケアは日常生活援助の1つですが、私たちのケア1つで良くも悪くもなります。口腔の評価を適正に行い、環境を維持することは患者さんの今後のQOLにも影響します。口腔ケアは毎日のケアであり、多くのスタッフがかかわるため情報共有や手技の統一も重要です。日々の観察により異常の早期発見につながり、状態悪化を最低限にすることができます。

 POINT

入院患者さんでは、絶飲食、意識障害、治療の副作用などのさまざまな要因により口腔環境が悪化し、口腔の粘膜が傷つきやすい状態となっている場合があります。このようなとき、通常通りに口腔ケアをすると歯肉や粘膜の損傷につながる可能性があります。口腔ケア前に患者さんの状態や口腔の評価を行い、適切な口腔ケア方法を選択し、口腔環境を維持する必要があります。

起こった状況

症例

　患者Aさんは化学療法を開始し、1クールを終了したところです。採血では徐々に血小板数が減少していました。食事や飲水も十分に摂ることができず、経静脈栄養が開始となりました。ある日、Aさんは倦怠感が強かったため、看護師が口腔ケアを行いました。口腔が乾燥していましたが、普段と同じように歯ブラシで口腔ケアをした結果、歯肉から出血が止まらない状態となりました。急いでうがいをしてもらいましたが止血されず、どうしたらよいか困っています。

どうしてそうなった?

　私たちの口腔は唾液で湿潤環境を維持しています。普段、食事や飲水をしていると唾液が分泌されやすいのですが、このケースの場合は食事や飲水が十分にできず、口腔の唾液の分泌機能や浄化作用が徐々に低下したと考えられます。さらに、化学療法により血小板数が低下し出血傾向になっていました。口腔の粘膜は乾燥により傷つきやすいため、普段実施している歯ブラシも物理的な刺激となり、出血につながったと考えられます。

どう切り抜ける?

1. 出血点を特定し、刺激しない

　歯肉から出血した場合は、場所の特定を行い、出血部位を刺激しないようにします。刺激を止めてもすぐに止血しない場合は圧迫止血を行います(図1)。さらに、圧迫止血でも効果が乏しい場合には、止血効果のある薬剤(表1)を検討する必要があります。血餅がある場合は、無理に除去する必要はありません。止血のメカニズム[1]の中で一次止血に血小板を使用するため、刺激すると出血と止血を繰り返すことにつながります。よって、血小板数が減少し、さらなる出血傾向を招きます。

　止血をした場合は歯ブラシはもちろんですが、スポンジブラシでも刺激をせずにハチアズレ®などによる口腔洗浄や保湿剤の塗布にとどめるように口腔ケアを愛護的に行います。

図1　圧迫止血の様子

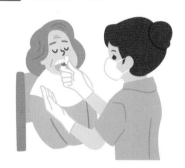

止血点を確認し清潔ガーゼで覆い歯肉を挟み込みように直接圧迫する。5〜10分程度止血しても出血が継続する場合は止血効果のある薬剤の使用検討を行う。

表1 口腔出血で使用される薬剤の一例

圧迫止血法にて効果が乏しい場合に使用を検討する。口腔外科医師や歯科衛生士などに専門治療を依頼し、対応することが推奨される。

スポンゼル® （滅菌吸収性ゼラチンスポンジ）	乾燥状態のまま生理食塩水かトロンビン溶液に浸し貼付する。体内に残存しても吸収されるため問題ない
ハチアズレ® （アズレンスルホン酸ナトリウム水和物・炭酸水素ナトリウム配合顆粒）	通常１回１包（２g）を、適量（約100mL）の水または微温湯に溶解し、１日数回含嗽する
サージセル （酸化セルロース）	出血部位に適当量を当てるか充填する。止血達成後は余剰分は取り除く
ボスミン®外用液 （アドレナリン液0.1%）	ボスミン®外溶液を適正濃度に調整（通常：５〜10倍希釈液）して、浸して絞ったガーゼにて止血する

2. 口腔評価を行う

口腔ケア前後に口腔の評価を継続的に行う必要があります。口腔評価には多くのツールがあります（**表２**）。これらのツールを活用して口腔ケアのプロトコルを遂行することで、口腔の状態によってケアの選択を適切に行うことができます。また、口腔ケアを実践する中で、口腔の点数がどのように推移しているか経過観察することができ、口腔ケアの選択の評価もすることが可能です。

表2 口腔ケア評価ツール

OAG	声・嚥下・口唇・舌・唾液・粘膜・歯肉・歯と義歯の８項目からなる口腔全体 ［点数］　最高24点（状態不良）、最低８点（正常）
ROAG	OAGの項目の中の唾液（≒口腔乾燥）の項目を、粘膜と歯科用ミラーとの摩擦で評価するように改編されている ［点数］　最高24点（状態不良）、最低８点（正常）
OHAT	口唇・舌・歯肉と粘膜・唾液・残存歯・義歯・口腔清掃の自立度・歯痛 高齢者に対する口腔観察・嚥下に関する評価スケール ［点数］　最高16点（状態不良）、最低０点（正常）
COACH	開口・口臭・流涎・口腔乾燥度と唾液・歯と義歯・粘膜（舌・口唇・歯肉） ROAGを基本として開口、口臭、流涎の項目（機能評価）を追加し、口腔乾燥は粘膜とグローブを装着した指との摩擦で評価するもの ［評価方法］　〇問題なし△要注意×治療 各項目を評価する。

日本クリティカルケア看護学会口腔ケア委員会：気管挿管患者の口腔ケア実践ガイド. 2021. https://jaccn.jp/assets/file/guide/OralCareGuide_202102.pdf(2024/05/23アクセス)を元に作成

3. 出血傾向を評価する

血小板数の正常値は15〜35万/mm^{3}ですが、血小板数が５万/mm^{3}以下まで低下すると、個体差はありますが、粘膜から出血しやすくなります。血小板の減少には、骨髄での血小板産生の低下、血小板の消費や破壊、体の中の分布異常などさまざまな要因が関与しています。そのため、限りある血小板をケアによって減少させず、愛護的なケアを行います。さらに、血小板の減少は薬剤性でも起こります。特に、NSAIDsや抗血小板薬を服用していると血小板が作用しにくく、出血傾向となりやすくなるため内服薬の確認が不可欠です。

4. 口腔の湿潤環境を維持する

　口腔環境を維持するためには口腔ケア方法を標準化する必要があります。口腔ケアの介入時間や手法を統一することで、口腔にトラブルが起きたとしても原因を特定し迅速に対処することが可能になります。

　また、口腔ケア以外に、口腔湿潤環境を維持するための方法として保湿剤があります。保湿剤にはジェル、スプレー、洗口液などさまざまな種類（図2）がありますが、いずれも用法や用量を守って使用する必要があります。必要量以上に使用するとジェルでは長時間の放置で菌が繁殖しやすく、古いジェルがこびり付き除去しにくくなり、逆に乾燥してしまいます。スプレーでは一度に多く噴霧すると咽頭部へ垂れ込み、誤嚥する可能性があります。そのため、噴霧時は頭側拳上をするなど体位調整が必要です。

図2　洗口液や保湿剤の一例

〈洗口液〉

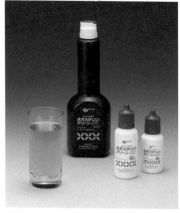

ネオステリン®グリーンうがい液0.2％
（日本歯科薬品株式会社）
適正濃度に希釈して普段の口腔ケアで使用。
洗い流しは不要

〈保湿剤〉

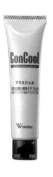

コンクール・マウスジェル
（ウエルテック株式会社）
口腔の乾燥が著明、口腔の分泌物
の軟化目的に使用

〈保湿剤〉

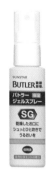

バトラージェルスプレー
（サンスター株式会社）
口渇感のある患者さんにも使用可能

引用・参考文献
1. 大野博司：ICU/CCUの薬の考え方・使い方．中外医学社，東京，2011.
2. 日本クリティカルケア看護学会口腔ケア委員会：気管挿管患者の口腔ケア実践ガイド．2021．https://jaccn.jp/assets/file/guide/OralCareGuide_202102.pdf（2024/05/23アクセス）
3. 松尾理：QUICK生理学・解剖学-人体の構造と機能・病態生理．羊土社，東京，2022：154–155.

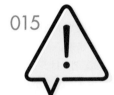

015 嚥下機能が低下しているため、キザミ食にしたら誤嚥した！

合併症 誤嚥したことを認識したが、その後の対処方法がわからなかった

山守 めぐみ

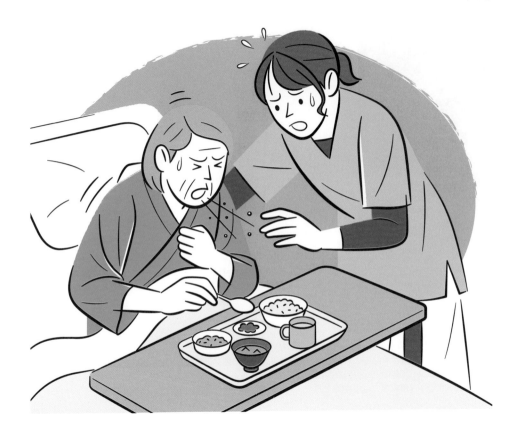

ピンチを切り抜ける鉄則

　誤嚥を防ぐためのポイントは、患者さんの摂食嚥下の評価を適正にすることです。食事開始前に水分やゼリーなどを摂取して評価を行い、誤嚥のリスクを減らすことが可能です。嚥下機能低下時は患者さんへ十分に説明を行い、栄養士と協力しながら食事形態を選択することが必要です。さらに、頸部伸展位では咽頭部位に食物や水分が残留し、誤嚥する危険が高くなるため、食事中の体位には十分に配慮します。

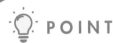

POINT

　嚥下機能が低下している患者さんに対する食事の選択では、摂食嚥下機能を適切に評価する必要があります。嚥下機能の状態と食事形態の不一致が起きてしまうと誤嚥を誘発しやすくなるため、注意が必要です。

症例

　患者Aさんは手術後から３日間人工呼吸器管理を行っていました。その後抜管し、食事が開始となりました。もともとご飯は普通食を食べていましたが、早く食べる癖があること、さらに嚥下機能も低下しているという情報があり、看護師はキザミ食から開始しました。Aさんは、「刻まれている食事」を食べ、咀嚼せずに飲み込み、誤嚥してしまいました。咳をしますが、SpO2が低下してとても苦しそうにしています。すぐに、看護師は緊急コールをして応援要請をしました。吸引でもなかなか食物は取れない状態で困っています。

(((!))) どうしてそうなった?

　気管挿管が長期になった場合には、嚥下機能が著しく低下している可能性があります。Aさんはもともと普通食を食べており、入院中に嚥下機能が低下していることを認識せずに食事摂取をしたことが原因で誤嚥したと考えられます。さらに、Aさんは早くご飯を食べる癖があり、キザミ食で咀嚼が足りず、口腔で十分に食塊を作ることができずに、気道へ迷入したと考えられます。

(((!))) どう切り抜ける?

1. 気道閉塞はショックに移行することを認識する

　食道に入るはずだった食物が気道に入ってしまった状態となるため、A（気道：airway）、B（呼吸：breathing）の評価を速やかにする必要があります。咳嗽反射がある場合は、咳を促して排出してもらう方法もありますが、咳嗽力が弱く、発声不可、SpO2の低下といった状態であれば、気道閉塞の可能性があるため介入が必要です。気道閉塞では空気の通り道が通行止めとなり、急激に低酸素血症となります。そのため、気道・呼吸の安定化を速やかに図る必要があります。

　異変を認識した際にどこに問題があるか漏れなく評価する方法として「ABCDEアプローチ」があります（図1）。どの部位が異常を来しても生命の危機的状況に陥る可能性があることを念頭に置く必要があります。

図1　ABCDEアプローチ

・発語
・胸郭の挙上
・空気の流れ

Airway

・体温
・皮膚観察

Environmental control

Breathing

・呼吸数
・SpO2
・胸郭挙上
・呼吸音

・意識レベル
・瞳孔
・四肢運動

Dysfunction of CNS

Circulation

・心拍数
・血圧
・末梢循環

・青色で示したものは、生体モニターで数値化できる
・黒色は、実際に患者のフィジカルアセスメントが必要

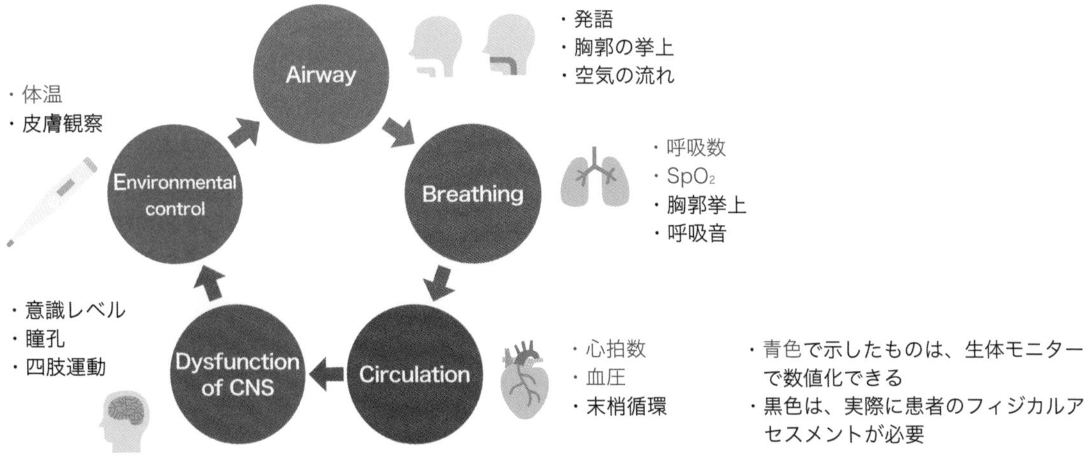

2. 気道閉塞を認識した場合の対応

　気道閉塞を認識した場合は、気道を確保(頭部後屈顎先挙上)し、速やかに酸素投与を行い、口腔にある食物を除去する必要があります。口腔の見える範囲や吸引で取れる部位に異物がある場合は、除去できる可能性があります。しかし、無理に異物を除去しようとすると、吸引による酸素化悪化や気道の損傷、最悪の場合はさらに気管の奥に入る可能性があるため注意が必要です(**図2**)。腹部突き上げ法や背部叩打法を施行しても効果がなく、呼吸状態の悪化に加えて意識消失や頸動脈の触知不可といった心停止徴候を認めた場合は、すぐに心肺蘇生が必要となります。救急カートや挿管セットをいつでも使用できるように準備しておく必要があります。

図2 吸引チューブと気管の関係

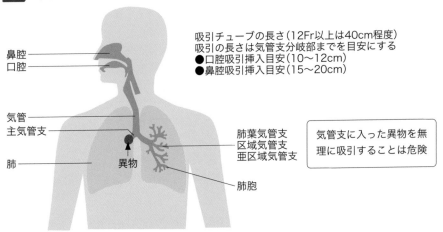

鼻腔
口腔

気管
主気管支

肺　　　異物

吸引チューブの長さ(12Fr以上は40cm程度)
吸引の長さは気管支分岐部までを目安にする
●口腔吸引挿入目安(10〜12cm)
●鼻腔吸引挿入目安(15〜20cm)

肺葉気管支
区域気管支
亜区域気管支

肺胞

気管支に入った異物を無
理に吸引することは危険

3. 気道確保が困難な場合

　気道確保をして、必要な場合は補助換気を行いますが、しっかりと換気が肺に入っているか観察が必要です。呼吸音が聞こえるか、両胸郭挙上の左右差がないか、SpO_2の値は出ているか、チアノーゼは出ていないかといった「B(呼吸)の評価」が必要です。酸素化を維持するためには、まずは気道が開通してないといけません。

　補助換気を行っても酸素化維持ができない場合は、正しく気道確保ができていない可能性があります。特に、意識レベルが低下している場合は舌根沈下が起き、換気しづらい状況です。また、気管挿管をするにしても十分に体の中の酸素化を維持する必要があるため、気道確保手技は重要です。徒手的気道確保をしていても効果的な換気ができていない場合は、経口エアウェイや経鼻エアウェイの使用を速やかに行いましょう(**図3**)。

図3 経口エアウェイと経鼻エアウェイの使用法

■経鼻エアウェイの挿入

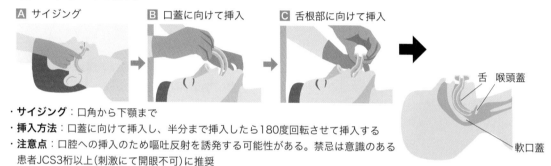

A サイジング　　**B** 垂直に挿入　　**C** 安全ピンを装着(落下予防)

（解剖図ラベル）舌　喉頭蓋　気管　食道　軟口蓋

・**サイジング**：鼻先から耳朶(耳たぶ)まで
・**挿入方法**：カット面を鼻中隔の向きにし、顔面に対し垂直で挿入する。脱落しないようにストッパーをかける
・**注意点**：顔面損傷や頭蓋底骨折のある患者さんは脳内へ迷入する可能性があるため禁忌

■経口エアウェイの挿入

A サイジング　　**B** 口蓋に向けて挿入　　**C** 舌根部に向けて挿入

（解剖図ラベル）舌　喉頭蓋　軟口蓋

・**サイジング**：口角から下顎まで
・**挿入方法**：口蓋に向けて挿入し、半分まで挿入したら180度回転させて挿入する
・**注意点**：口腔への挿入のため嘔吐反射を誘発する可能性がある。禁忌は意識のある患者JCS3桁以上(刺激にて開眼不可)に推奨

参考文献

1.　American Heart Association：BLSプロバイダーマニュアルAHAガイドライン2020準拠．シナジー，東京，2020.
2.　American Heart Association：ACLSプロバイダーマニュアルAHAガイドライン2020準拠．シナジー，東京，2020.
3.　松尾理編：QUICK生理学・解剖学 人体の構造と機能・病態生理．羊土社，東京，2022：166-167.

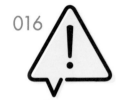

016 高齢の患者さんで呼吸数が30回/分だが、発熱、呼吸困難感なく様子見をしていた。数時間後、ショックになった!

急変対応 バイタルサインは問題なく呼吸器症状もなかったが、気分不良を訴え血圧が低下した!

岡田 晋太郎

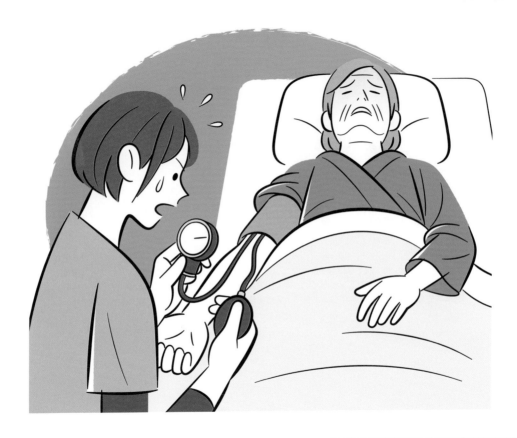

ピンチを切り抜ける鉄則

呼吸は急変時に一番初めに変動するバイタルサインです。呼吸数やリズムに異常がある場合は、放置せずに原因検索を行うことが重要です。

POINT

脱水で心拍出量が低下した状態が続くと腎血流量が低下し、急性腎不全を来します。腎臓で酸性物質を排出できなくなり、体内の酸が増加して代謝性アシドーシスの状態となります。それに対して起こった呼吸性代償が頭打ちとなり、アシドーシスが進行し、結果として血圧が低下してしまいます。

起こった状況

症例

　80歳代の患者Aさん。尿路感染で入院中。発熱、炎症反応は改善し、2日後に退院が決まっていました。筋力低下からトイレ歩行が苦痛であったAさんは、十分に飲水せずに過ごしていました。受け持ち看護師が検温に行くと呼吸回数30回/分でしたが、その他のバイタルサインは問題なく、また他の呼吸器症状もなかったため様子を見ていました。数時間後、様子を見に行くと、やや反応が鈍く、血圧を測定すると72/42mmHgでした。

どうしてそうなった？

　成人の体液量は体重の約60％ですが、高齢者では約50％と少なくなっています。年齢別の体液量を図1に示します。ただでさえ体液量が少ない状況の中で、Aさんは十分に飲水をせずに脱水となってしまったと考えられます。脱水で心拍出量が低下した状態が続くと腎血流量が低下し、急性腎不全を来します。そうなると腎臓で酸性物質を排出できなくなり、体内の酸が増加し、代謝性のアシドーシスの状態となります。それに対して、呼吸数を増加させ、酸性物質であるCO_2を排出し、酸塩基平衡を保とうとしていました（呼吸性代償）。しかしながら、その代償は頭打ちとなり、代謝性アシドーシスが進行し、結果として血圧が低下してしまったのです。

図1　年齢別の体液量

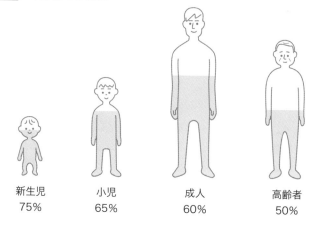

新生児	小児	成人	高齢者
75％	65％	60％	50％

どう切り抜ける？

1. 呼吸の異常を放置しない

　心停止症例患者の60〜70％で6〜8時間前に何らかの徴候があるとされています。特に、呼吸の異常（呼吸困難、頻呼吸、努力呼吸など）は53％にあるとされており、呼吸数、リズムの異常は急変と強い相関があるといえます。その他のバイタルサインに異常がなかったとしても放置せずに、原因を考えましょう。

2. どのような症状か確認し、原因検索を行う

症状は頻呼吸なのか徐呼吸なのか（**表1**）、リズム異常なのか確認します。

表1 頻呼吸と徐呼吸

頻呼吸	● 低酸素血症になっている場合
	● 炎症を来すような疾患が存在する場合
	● 代謝性アシドーシスが存在する場合
	● 脳幹障害など中枢神経に異常がある場合
	● パニック障害や過換気症候群など心因性に過呼吸となる場合
徐呼吸	● 偶発性低体温症など低体温がある場合
	● 心停止前に下顎呼吸、鼻翼呼吸などがある場合
	● 肥満などが原因の無呼吸症候群の場合
	● 肺でCO_2の排出がうまくできない場合
	● 神経、筋疾患がある場合

また、種々の原因により、呼吸リズムに変調を来すことがあります（**図2**）。

図2 呼吸リズムの変動

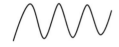 大きくゆっくりとした深い呼吸　　クスマウル呼吸　　糖尿病ケトアシドーシスなど

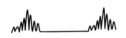 呼吸と無呼吸を繰り返し、深さも変化する　　チェーンストークス呼吸　　心不全　脳幹障害など

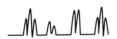 早い呼吸と無呼吸を不規則にする　　ビオー呼吸　　髄膜炎　脳腫瘍など

　これらのことが原因で呼吸状態に変調を来します。Aさんは、発熱や炎症が改善していることから感染が原因ではないことがわかります。末梢冷感の有無や尿量などのフィジカルイグザミネーション所見を得ることで脱水がある可能性を考え、飲水を促す、輸液の指示を受けるなどの対応が可能であったと考えられます。その他、体温上昇や痛みなどにより頻呼吸になることがあるので、看護の力で対応可能なのか、医師の関与が必要な状況なのか、考えながら対応することが重要です。医師の関与が必要と判断した場合は即座に医師に連絡します。

参考文献

1. 岡元和文：基本生理がわかると輸液と体液ケアがわかる．岡本和文，道又元裕編著，急性・重症患者ケア．総合医学社，東京，2014：3-13.
2. Franklin C, Mathew J：Developing strategies to prevent in hospital cardiac arrest: analyzing responses of physicians and nurses in the hours before the event. Crit Care Med 1994；22（2）：244-247.
3. 医学情報科学研究所編著：病気がみえるvol4呼吸器．メディックメディア，東京，2014.

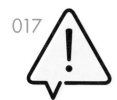

017 初回、抗菌薬を投与し発疹が出現。バイタルサインは問題ないため継続し、30分後にショック状態となった！

急変対応 アナフィラキシーショックを認識したが、どう対応すればよいかわからない！

山守 めぐみ

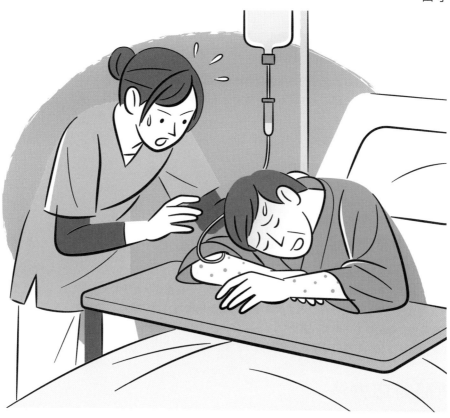

 ピンチを切り抜ける鉄則

　薬剤には「作用」と「副作用」があり、重篤な副作用の場合は、アナフィラキシーを起こす可能性があります。異常を早期に認識すること、また認識したときにどのように対処するかを常日頃より意識しておくことが必要です。そのためには、患者さんのバイタル徴候はもちろんですが、普段と違うサインも見逃さないように観察することも重要です。

 POINT

　抗菌薬投与の初回投与ではアナフィラキシーとなる可能性があるために、継続的なバイタル測定が必要です。特に、投与後急速に皮膚や粘膜の症状が出現した場合はショックに移行する可能性が高くなります。ショック徴候を認めた場合は、適切な初療が重要となります。

症例

　抗菌薬を投与し始めた5分後に前腕に膨隆疹を認めました。患者さんからは痒みの訴えもなかったため、看護師は経過観察でよいと判断しました。しかし、投与開始30分後に患者さんから「徐々に皮疹が広がっている気がする」とナースコールがありました。看護師が訪室すると起座位となって呼吸困難感を訴えており、その後意識レベルが低下しました。看護師は緊急コールをしましたが、その後どうしたらよいか困っています。

((♀)) どうしてそうなった?

　抗菌薬の投与が契機となり、全身性の重篤な過敏反応が起こり、アナフィラキシーショックを引き起こしています。皮膚や粘膜の症状の他に、呼吸器系や循環器系の症状を併発した際は、早急に対応しなければ生命の危機的状況に陥ってしまいます。

((♀)) どう切り抜ける?

1. アナフィラキシーを認識したら　ショックの徴候の有無を確認する

　アナフィラキシーの診断基準は、皮膚、粘膜、またはその両方の症状が急速に(数分〜数時間で)発症した場合とされています。その中でも、さらに気道/呼吸、循環、消化器症状が1つでも伴っていると重度のアナフィラキシーを引き起こす可能性が高いとされます。この症例の場合は、投与後短時間で発疹を認め、30分後には全身状態の悪化を認めています。アナフィラキシーを認識した場合は速やかに抗菌薬の投与を中断し、アナフィラキシーショックへの対応をする必要があります。

2. 初期対応方法

　アナフィラキシーを疑う所見があれば、すぐに原因と考えられる点滴を中断し、静脈路の追加確保、救急カートの準備をします。アナフィラキシーショックでは全身性の過敏反応が促進され、血管が弛緩する影響があり、血圧低下を引き起こします。そのため、急な体動はさらなるショックの進行につながる可能性があります。患者さんの苦痛がなければ仰臥位や輸液反応性を確保するため下肢挙上テスト(PLR test：passive leg raising test)を行い、血圧の上昇が乏しければ輸液の負荷や昇圧薬を使用する必要があります。気道や呼吸の確認を行い、必要時は気道確保や酸素投与、補助換気を行う必要があります(**図1**)。

図1 アナフィラキシーショック時の必要物品(例)

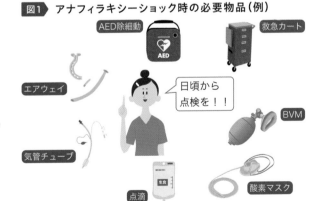

AED除細動　救急カート　エアウェイ　日頃から点検を！！　BVM　気管チューブ　点滴　酸素マスク

アナフィラキシーは急速に病状が進行する可能性がある。急変対応を円滑に遂行するために物品の準備は複数の医療者の協力が必要である。異変をすぐに周囲へ知らせ、どのような状態でも安全に対応できるような準備を心がける必要がある。

3. アナフィラキシーショック時に準備する薬剤

　アナフィラキシーショックと診断された際に行う対応の第一選択は"アドレナリン"です。アドレナリンには血管抵抗の増加による血圧上昇、心収縮力増大、気管支拡張の効果があり、ショックの防止と緩和が期待できます。アドレナリンの投与の遅れは二相性反応につながるため、アナフィラキシーを認識したらすぐに大腿部中央の前外側に筋肉注射します。アドレナリンがキットになっている場合は、投与量に注意しながら投与します（図2）。筋肉注射の血中濃度は10分で効果が最大となりますが、40分程度で半減するため、それまでにアナフィラキシーに対する原因排除、治療を開始しなければなりません（表1）。

図2 アドレナリンキットを使用する場合（0.5mg投与指示の場合）

1）キットでは1mg/1mLであるため、先に0.5mL破棄する

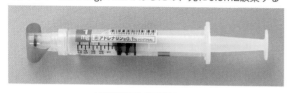
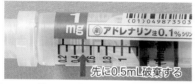

アドレナリン注0.1%シリンジ「テルモ」（テルモ株式会社）

2）大腿の前外側に筋肉注射をする

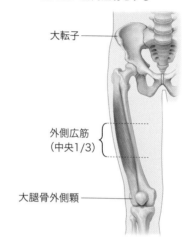

大転子

外側広筋
（中央1/3）

大腿骨外側顆

厚生労働省YouTube「筋肉内注射の手技について」https://www.youtube.com/watch?v=05tj3XcN2vE

表1 アナフィラキシーの治療の第二選択薬

薬剤	グルカゴン	H1抗ヒスタミン薬 例：クロルフェニラミンマレイン	β₂アドレナリン受容体刺激薬 例：サルブタモール塩酸塩吸入液	グルココルチコイド 例：ヒドロコルチゾン
臨床的意義	β受容体を介さずに心筋の心収縮力を上昇させる	・掻痒感、紅潮、蕁麻疹、くしゃみ、鼻漏を軽減する ・**気道閉塞、ショックの防止には効果なし**	・喘鳴、咳嗽、息切れを軽減する ・**気道閉塞、ショックの防止には効果なし**	・作用発現に数時間要する ・遅発性、二相性のアナフィラキシーの防止
副作用	嘔吐、嘔気、高血糖	眠気、傾眠、認知機能障害	振戦、頻脈、めまい、ぴくつき	短時間経過では可能性は低い
投与方法	1～5mgをゆっくり5分以上かけて静脈内投与。5～10分毎に1mgずつを繰り返す	1回5～10mgを1日1～2回、皮下、筋肉内または静脈内投与	1回0.3～0.5mL（サルブタモールとして1.5～2.5mg）深呼吸しながら吸入器を用いて吸入する	1回250～1000mgをゆっくりと静脈内投与または点滴投与する

推奨度はアドレナリンよりも低いとされるが、症状の緩和目的として併用する場合がある。いずれも患者さんの状態や症状を継続的に観察しながら用法用量を守って使用する。
日本アレルギー学会 Anaphylaxis対策委員会：アナフィラキシーガイドライン2022．日本アレルギー学会，2022．https://jaccn.jp/assets/file/guide/OralCareGuide_202102.pdf（2024/05/23アクセス）、各添付文書を参考に作成

4. 抗菌薬の重要な副作用を認識する

　アナフィラキシーを起こす可能性のある抗菌薬では、特にβラクタム系(セフェム系、ペニシリン系、カルバペネム系)が最も多いとされています。薬物のアナフィラキシーは5分程度で誘発され、抗菌薬によるアナフィラキシーはIgEによる免疫学的機序に分類されます。一度投与して問題なかった薬物でも再度投与した際にアナフィラキシーを誘発する可能性があります。問診による情報収集、医療者間の共有は非常に重要です。

5. 異変に気づくために

　初回の抗菌薬投与時はどの時間で投与し観察を何分ごとに行うか、標準化する必要があります。行動を統一化することで、知識の有無や経験年数にも影響することなく異変に気づくアンテナを張ることができます。

　また、アナフィラキシーは皮膚や粘膜へ発現する程度は80〜90%に及ぶとされていますが、個人差があるためすべての人で同様な症状が出現するとは限りません。アナフィラキシーは誰もが起こりうる副作用です。そのため、起きてしまった場合は、重症化を回避する対応が重要となります。応援要請や対処方法など日頃から準備する必要があります(図3)。

図3 急変時の応援要請フロー例(筆者の施設でのフロー図)

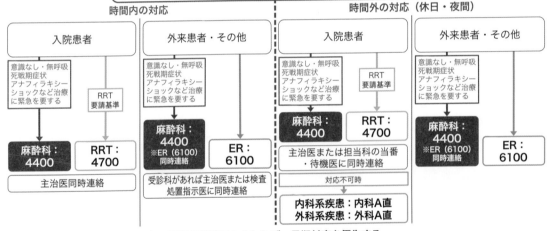

急変時の対応方法を知っておくことで、急変時の重症化を防ぐことができる。フロー図をカード形式で携帯したり、院内の人目がつきやすい場所に掲載したりすることで誰もが対応できるシステムが構築できる。

引用・参考文献

1.　日本アレルギー学会 Anaphylaxis対策委員会：アナフィラキシーガイドライン2022．日本アレルギー学会，2022．https://jaccn.jp/assets/file/guide/OralCareGuide_202102.pdf(2024/05/23アクセス)
2.　厚生労働省YouTube「筋肉内注射の手技について」https://www.youtube.com/watch?v=05tj3XcN2vE(2023/11/30アクセス)

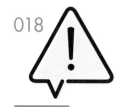

018

右腕では収縮期血圧が80mmHgだったが、左腕では120mmHgだった。記録には左腕のみ記載していた。数時間後、気分不快を訴え意識消失した!

急変対応

松井 貴生

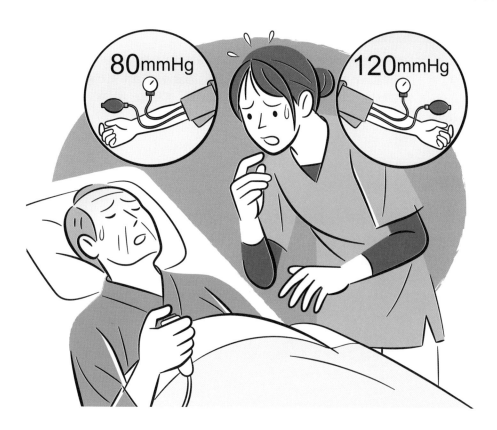

 ピンチを切り抜ける鉄則

バイタルサインが乳児と成人で異なるように、その正常・異常は対象の特性で判断します。日頃からバイタルサインはトレンドを意識しましょう。特に明確な理由はないけれど「何かおかしい」という感覚は、意外と的を射ていることが多いです。五感(六感)を駆使して異常を早期に察知することが大切です。

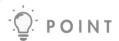 **POINT**

フィジカルアセスメントを行う上でバイタルサインは重要な指標の1つですが、個人差も大きいため、経時的な観察が必要です。「左右差」はその場で異常に気づく重要なサインの1つになります。

症例

　70歳代、男性、脳梗塞で入院中。意識レベルはGCS：E4V5M6。検温時に普段どおり右上腕で血圧測定を行ったところ収縮期血圧が80mmHgでした。左上腕にマンシェットを巻き直し、再測定したところ収縮期血圧は120mmHgを示したため、左上腕の測定値を記録しました。数時間後、ナースコールがあり訪室すると気分不快を訴え意識消失してしまいました。

((!)) どうしてそうなった？

　大動脈解離によって偽腔が大動脈弓部から出る分枝血管の血流を妨げたため、上肢の血圧に左右差が生じたと考えられます。また、時間経過とともに脳への血流も阻害され、意識消失を生じたと考えられます。意識消失は、脳灌流に何らかの問題が生じていると考えられるため、緊急度、重症度ともに高い状態であり、迅速な対応が必要となります。

((!)) どう切り抜ける？

1. 左右差は異常を発見するキーワード

　臨床ではさまざまな疾患が背景にある患者さんが多く、バイタルサインのいわゆる正常値がその患者さんにとって適正かどうかは判断できないことがあります。そのため、バイタルサインは「点」でみるのではなく、「線」でみる必要があります。トレンドから逸脱があれば、異常ではないかと判断する材料になります。経時的な情報が得られない場面では、「左右差」が異常の早期発見のキーワードになります。

　今回の症例では、右上腕で測定した血圧が低値であると判断し、左上腕で再測定しました。左右差を比較するという点はよいことです。おそらく計測がうまくいかなかっただろうと判断し、左上腕の血圧測定値を記録したと考えられますが、右上腕で再測定すべきであったと考えます。再測定の結果、血圧の左右差が20mmHg以上である場合は生理的範囲外と考えます。

2. 異常かどうか迷う場合は報告・連絡・相談

　判断が難しい場合もありますが、悩む場合は迷わず報告・連絡・相談をします（図1）。仮に何らかの処置や検査の指示がない場合でも、持続モニタリングされていなければ実施する、訪室回数を増やすなどして症状変化がないか観察を行うことについては検討する必要があります。

図1　I-SBARCを使った報告

I（Identify）：報告者、対象者の同定
S（Situation）：状況、状態
B（Background）：背景経過
A（Assessment）：評価
R（Recommendation）：依頼、要請
C（Confirm）：口頭指示などの復唱確認

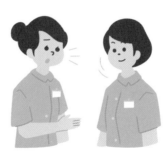

○○号室の脳梗塞のAさんですが…（I）
左上腕の血圧は120mmHgですが
右上腕は80mmHgと低値です ……（S）
起床時は変化なかったです…………（B）
一緒にみてもらえませんか？………（R）

3. 血圧の左右差、特に右上腕の血圧低値は急性大動脈解離 Stanford Aの可能性がある

大動脈解離は動的な病態を呈し、広範囲の大動脈とその分枝に影響を及ぼします。解離によって分枝動脈への血流が低下することで灌流障害を生じ、部位によってさまざまな症状がみられます（**図2**）。

右上腕の血圧が低値を示すということは、なんらかの血流を阻害する要因があると考えられます。血圧測定部位からその血流をたどっていくと右上腕動脈→腋窩動脈→右鎖骨下動脈と右総頸動脈が腕頭動脈として大動脈弓から分枝しています。時間経過とともに気分不快と意識消失を生じたことから、脳への血流も阻害されており、上行大動脈近位で解離が生じたと考えられます。特に、血圧左右差があり右上肢で血圧低下がみられる場合は大動脈解離Stanford Aと関連があるといわれています[1]。

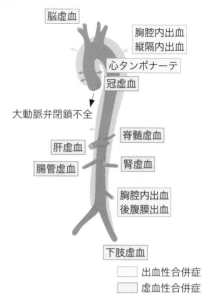

図2 大動脈解離の部位による症状

脳虚血
胸腔内出血
縦隔内出血
心タンポナーテ
冠虚血
大動脈弁閉鎖不全
肝虚血
脊髄虚血
腸管虚血
腎虚血
胸腔内出血
後腹膜出血
下肢虚血

☐ 出血性合併症
☐ 虚血性合併症

4. 意識消失時の対応

気道確保とともに応援を要請します。バイタルサインを測定し、末梢静脈路がなければ確保します。確定診断のために造影CTが必要になります。造影剤をインジェクタによる高速注入する場合は耐圧性が高くないチューブでは破損の恐れがあるため耐圧チューブ（**図3**）を準備しましょう。また、造影剤の到達時間の遅延や左腕頭静脈でうっ滞などの可能性があるため、右上腕に留置する必要があります。

造影CTの結果次第では緊急手術となる可能性があります。関係各所との連携が必要となるため、勤務帯での連絡先や連絡経路などはあらかじめ確認しておくことが必要です。

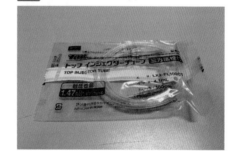

図3 耐圧チューブの例

引用文献

1. Sasamoto N, Akutsu K, Yamamoto T, et al: Characteristics of inter-arm difference in blood pressure in acute aortic dissection. J Nippon Med Sch 2021；88（5）：467-474.

参考文献

1. 日本循環器学会/日本心臓血管外科学会/日本胸部外科学会/日本血管外科学会合同ガイドライン：2020年改訂版 大動脈瘤・大動脈解離診療ガイドライン．2020．https://www.j-circ.or.jp/cms/wp-content/uploads/2020/07/JCS2020_Ogino.pdf（2024/5/23アクセス）

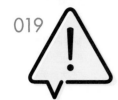

019

原因不明の発熱患者が一般病棟入院後に血圧低下、ショックとなった！

急変対応 抗菌薬投与せず、経過観察をしていたところ、ショック状態になった！

岡田 晋太郎

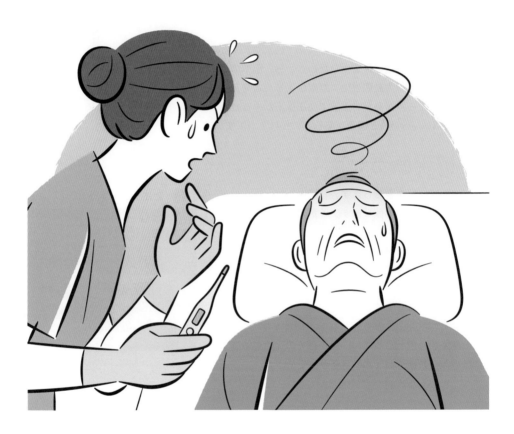

 ピンチを切り抜ける鉄則

敗血症の重篤性を理解し、早期発見・早期治療の重要性を再認識しましょう。早期発見・早期治療につなげていくためには、使用可能なツールを活用し、客観的に評価を行うことが大切です。

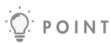 **POINT**

発熱患者さんで感染症が背景にあり、感染症が疑われる場合は、敗血症となるリスクがあります。敗血症という疾患の重篤性を理解し、早期発見・早期介入が患者さんの転帰を改善する鍵となることを理解しましょう。

起こった状況

症例

　70歳代の患者Aさん。3日前から高体温あり、14時に体動が困難になり、救急外来に救急搬送されました。搬送時は体温40.0度、脈拍数110回/分、呼吸回数23回/分、血圧99/45mmHg、意識は清明でした。画像検査、採血、培養検査が提出され、炎症反応の上昇がありました。感染源は明らかにならず、何らかの感染症の疑いで抗菌薬投与なしで一般病棟入院となりました。入院後状態は変わりなかったのですが、準夜帯になって担当看護師が検温に行くと、意識混濁、蒼白あり、血圧71/45mmHgとショック症状を呈していました。

どうしてそうなった?

　敗血症の状態で入院し、入院時はショックの手前の状態でした。抗菌薬を投与されず、経過観察をしていたところ、ショック状態になりました。酸素需給バランスが破綻した状態であり、早期に輸液や血管作動薬の使用、抗菌薬投与を行わないと生命が危険な状態になります。

どう切り抜ける?

1. 敗血症である状態を早期に発見する

　一般病棟で敗血症を早期発見するツールとしてquick SOFAや早期警告スコア(national early warning score：NEWS)などのいくつかの早期警告スコアが提唱されています。

　quick SOFA(**表1**)は感染が背景にある患者さんで、①意識の変調(GCS14以下)、②呼吸回数22回/分以上、③収縮期血圧100mmHg以下の項目の2つ以上を満たせば敗血症を疑うというものです。簡便なため使用しやすいのですが、一次感染患者の院内死亡の予測ではNEWSのほうが優れているという報告もあります。

　NEWSは**表2**に示すようなツールで、7項目で点数をつけ、Max21点で評価します。点数に応じて**表3**に示す対応を行います。5点以上であれば、急変チームの要請や管理を行う病床の検討が必要となります。7点以上であれば、すぐに急変チームの要請と集中治療室などでの管理を検討する必要があります。

表1 quick SOFA

- **意識状態** の変化
- sBP **100** mmHg以下
- RR **22** 回/min以上

2つ以上満たせば、敗血症を疑う

表2 **早期警告スコアnational early warning score（NEWS）**

項目＼点数	3	2	1	0	1	2	3
呼吸	≦8		9〜11	12〜20		21〜24	≧25
SpO₂	≦91	92〜93	94〜95	96≦			
酸素投与		あり		なし			
体温	≦35.0			・			
血圧	≦90	91〜100	101〜110	111〜219			≧220
脈拍	≦40		41〜50	51〜90	91〜110	111〜130	≧131
意識				覚醒			覚醒以外

National Early Warning Score (NEWS). [cited 2016 Sept 16] Available from: https://www.rcplondon.ac.uk/projects/outputs/national-early-warning-score-news（2024/5/20アクセス）より引用

表3 **NEWSのスコアリング後の対応**

NEWSスコアリング	モニタリング頻度	臨床的介入
0点	最低12時間ごと	とりあえず経過観察
1〜4点	最低4〜6時間ごと	リーダーに報告・相談 観察強化の指示
5〜6点 もしくは1項目でも 3点以上がある場合	最低1時間ごと	急変対応チームの要請 急変しうる病態かどうかを判断 high care unit（HCU）への移動
7点以上	持続的モニタリング	熟練した急変チームを即座に呼ぶ 緊急性の強化を行う ICUなどの高度ユニットへ

2. 早期に発見したら診断・治療につなげていく

　こうした早期発見ツールで発見しても、治療につなげなければ意味がありません。Aさんは搬送時の状況でqSOFAが陽性だったので「敗血症」と考え対応する必要がありました。また、NEWSで7点だったので、院内にRapid Response System（RRS）がある病院ではRRSを活用するなど、急変を避けるために早めに診断・治療を行っていく必要があります。RRSとは、入院患者の「予期せぬ死亡・心停止」を防ぐために、急変の予兆の段階で専門のチームを起動し、適切な診断・治療・管理場所の設定・治療方針の決定などを行うシステムです。RRSがない病院であってもそれ相当の対応をしないといけません。

引用文献

1．National Early Warning Score（NEWS）. [cited 2016 Sept 16] Available from: https://www.rcplondon.ac.uk/projects/outputs/national-early-warning-score-news（2023/5/20アクセス）

参考文献

1．日本版敗血症診療ガイドライン2020特別委員会：日本敗血症診療ガイドライン2020. 日本集中治療医学会雑誌 2021；28（Suppl）.

看護の専門出版社

照林社

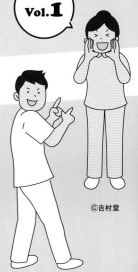

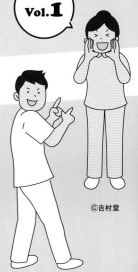

Vol.**1**

臨床ですぐ役立つ！ 照林社のイチオシ書籍

Best Selection 2024

2023年下半期売れ筋Best 5

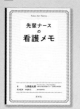
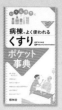
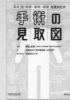
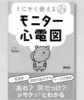

©吉村堂

先輩ナースが
書いたシリーズ

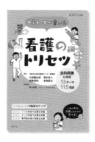
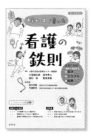

新人もベテランも全科で使える
先輩の経験がつまったベストセラー

経験豊富な先輩看護師が現場の視点で書いた、全科共通の看護事典です。『看護のトリセツ』は急性期から慢性期まで、看護師が日ごろ困っていることが幅広く網羅されています。『看護の鉄則』は病棟でイレギュラーなことやトラブルが起こったとき、何を観察して、どのように対処するのか、根拠を示しながら具体的に書かれています。圧倒的な情報量と読みやすさを両立している点も人気の理由です。

術前〜術中〜術後 手術の知識を見わたせる3冊

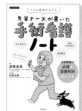

● 麻酔
● 術前評価
● 手術体位
● 機械出し・
  外回り看護
● 診療科別の
  解剖、薬
  など

豊富なイラストで実務をイメージ。手術室看護師が知っておきたいことをまとめた1冊です。

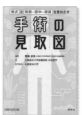

● 11診療科
● 術式別の
  100項目

手術の概要・手順、注意点まで、手術を受ける患者を"見える化"しました。

● 内科・
  外科系の
  16領域
● 136疾患

看護師と医師でつくった術後のケアにも使える看護のための疾患事典です。

エキスパートナース
コレクションシリーズ

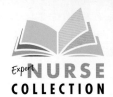
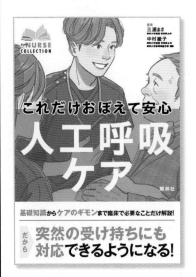
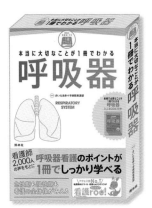
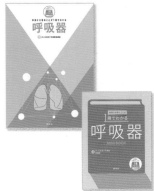

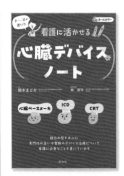

イラスト
いっぱいで
楽しく
わかりやすく！

血液ガス
脳画像
輸液 など

ナースが書いた看護に活かせるノートシリーズ

医師による執筆が多い「基礎医学」のテーマを、1人の看護師が、自身の知識や経験をもとに解説する人気シリーズです。親しみやすいイラストとていねいな文章でスッと理解できます。最新刊の「心臓デバイスノート」は、植込み型を中心に、専門性の高い不整脈のデバイス治療について看護に必要なことが書かれています。

まるごと図解シリーズ

認知症
糖尿病
循環器 など

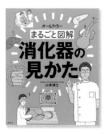

どこから読んでも
面白いほど
よくわかる！
楽しく学んで
臨床力アップ！

「まるごと図解シリーズ」は、解剖・病態生理を軸に、人体や疾患、治療などの知識を視覚的に理解することができます。
1冊全体が図解されているので、どこから読んでもわかりやすく、誌面を眺めるだけでも勉強になります。
シリーズ第11弾は「消化器」。複数の臓器が複雑に関連する消化器の全体像と診療の流れ、患者をみるときのポイントをまとめました。

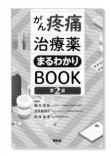

使いやすさに
こだわった
がん看護の
ポイント満載！

がん治療薬
がん薬物療法レジメン
がん患者の症状 など

がんまるわかりBOOKシリーズ

ロングセラー書籍が、より読みやすく、より臨床で役立つ内容に生まれ変わりました。
鎮痛薬や鎮痛補助薬、嘔気・嘔吐や便秘の治療薬に関して、看護師が知っておきたいポイントだけがまとまっている便利な1冊です。副作用対策、安全管理と服薬アドヒアランス、マネジメントしづらい痛みへの対応など、病棟や外来で役立つ知識も満載です。

とにかく使えるシリーズ

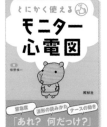

「あれ？
何だっけ？」が
サクッとわかる

モニター心電図
急変対応
検査値

"困ったときに、パパッと調べられる" "ポイントがわかりやすくまとまっている" をコンセプトに、臨床でとくにニーズの高いテーマをとりあげました。
「モニター心電図」では、重要な不整脈波形を収載し、波形の読み方や対応法が一目でわかります。誘導法や、急変時の対応なども載っており、臨床で迷ったときにも安心です。

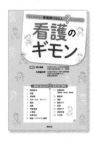 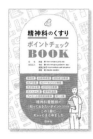 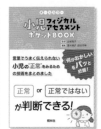 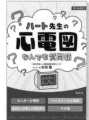 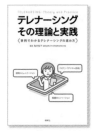

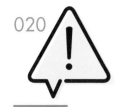

020

外来で倒れ、緊急入院となり、モニター装着し救急搬送中にVfになった！近くに除細動器がない！

急変対応

岡村 英明

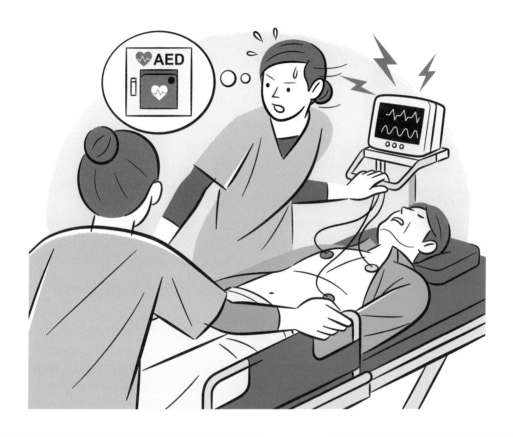

 ピンチを切り抜ける鉄則

　急変時には、はっきりした声で呼びかけ、反応がなければ周囲のスタッフに声をかけ、即座に応援を要請することが鉄則です。そして、A（気道）、B（呼吸）、C（循環）の確認をして、頸動脈の触知がはっきりしないなど判断に迷ったら、すぐに胸骨圧迫を開始することが重要です。

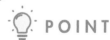 POINT

　脳心血管系疾患の急性発症時などは病状が刻一刻と変化し致死的な状況に陥ることがあります。このような場合は発見時から搬送まで心電図モニター等を装着し、低酸素や不整脈などの急変に気づけるようにします。搬送は必ず複数スタッフで行い、AEDを準備し致死的不整脈が起きた場合にすぐ対処できるよう備えることが重要です。

症例

　心筋梗塞後で循環器内科外来通院中の患者Aさん。外来待合室で体調が悪くなり、心不全の診断で緊急入院となりました。心電図モニターを装着しストレッチャーで病棟に搬送される途中、心電図モニターアラームが鳴り響きました。搬送を担当している看護師がモニターをみるとVf波形が確認されました。外来廊下を搬送中で、近くに除細動器もありません。

((♀)) どうしてそうなった？

　この症例では、心筋梗塞後で何らかの原因で急性心不全となり、循環動態が破綻しているところに致死的不整脈（心室細動：Vf）が起こっています。心機能が低下している患者さんはあらゆる不整脈を生じるリスクがあり、特に心不全を起こしている場合、そのリスクは顕著に上がります。

((♀)) どう切り抜ける？

1. 反応がなければまず応援を要請する

　患者さんの肩に触れつつはっきりした声で呼びかけ、反応がなければ周囲のスタッフに声をかける、または緊急コールをするなど、すぐに応援を要請します。「本当に人を集めるほどの事態なのか」と自身の判断を不安に感じるかもしれませんが、その判断も含めて人を呼ぶことが大切です。「応援を要請する」ということは、チーム医療が必要な緊急場面において、最も欠かすことのできない行動の1つです。

2. ABCを確認し、すぐに胸骨圧迫を始める

　次に、生命維持に最も重要なABC（Air way：気道、Breathing：呼吸、Circulation：循環）を確認します（図1）。呼吸と循環の確認は5〜10秒以内に素早く行います。患者さんの口元で呼吸音を聴取しつつ（A：気道）、視線は胸郭の挙上の有無（B：呼吸）を確認し、同時に頸動脈の触知を行います。脈が触れなければ「C：循環」が維持されていないため、すぐに胸骨圧迫が必要です。頸動脈の触知がはっきりしないなど判断が難しい場面があっても、「迷ったら胸骨圧迫を開始する」ことが重要です。

図1 ABCの確認（5〜10秒以内）

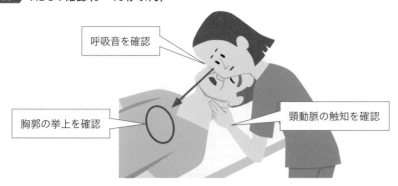

呼吸音を確認

胸郭の挙上を確認

頸動脈の触知を確認

3. 除細動器のある場所に搬送する

　応援が来たら、気管挿管や除細動など蘇生処置が可能な環境に搬送します。はやる気持ちを抑えつつ確実に胸骨圧迫を続けながら、安全かつ速やかに移動することが重要です（図2）。セクションごとに緊急搬送先（救急カートや除細動器が設置してあり、それらを実施できる十分なスペースがある場所、図3）が決まっている施設もあります。あらかじめ緊急搬送先が決まっていると、よりスムーズな移動、対応が可能です。

図2 蘇生処置が可能な環境に搬送

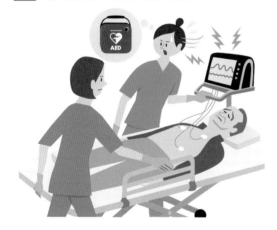

図3 救急処置が十分にできる物品やスペースがある場所

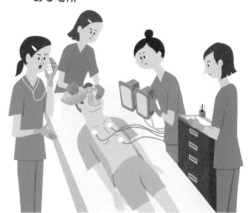

4. 緊急時こそチームワークが命

　緊急時はBLSやACLS、ICLSに準じて、集まったスタッフが役割を重複することなく協働することが重要です。そのためのポイントをいくつか述べます。

1）相手の目を見て具体的に伝える

　指示を出す際は相手の目を見て、はっきりと伝えます。「あなたは○○を用意してください」「あなたは胸骨圧迫を交代してください」など、具体的に伝えましょう。

2）必要最低限の情報共有を行う

　蘇生処置をしつつ、現在に至った経緯など患者情報を簡潔にスタッフ間で共有します。その際可能であればカルテや付き添いの方からアレルギーや禁忌の有無、既往歴なども追加で収集します（表1）。

表1　救急場面における「SAMPLE」聴取

- **S**igns/**S**ymptoms（主訴、症状）
- **A**llergies（アレルギー）
- **M**edications（薬の服用）
- **P**ast medical history（既往歴[手術など]）
- **L**ast meal（最終飲食時間）
- **E**vents（至った経緯）

3）指示を受けたら周囲にもわかるように復唱する

　指示を受けたら「はい、○○します！」とはっきりと復唱します。自分がどんな役割を引き受けたのか他スタッフとも共有でき、役割の重複を防ぐことにもなります。

4）できないことははっきり伝える

　指示された内容ができない（わからない）ことなら、その旨をはっきり伝えましょう。一刻を争う場面では「できる人ができることをやる」ことが重要となります。

引用・参考文献
1．三谷雄己：みんなの救命救急科．中外医学社，東京，2022．
2．American Heart Association：ACLSプロバイダーマニュアルAHAガイドライン2020準拠．シナジー，東京，2020．

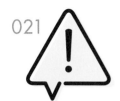

021

トイレで急に立ち上がったら、意識消失した!

急変対応

岡村 英明

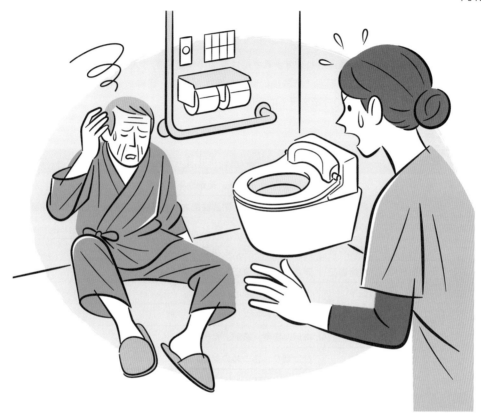

 ピンチを切り抜ける鉄則

　まず、手で触れ呼びかけて、意識を確認します。視診によって顔色や表情、呼吸状態などを、触診によって皮膚の湿潤や脈の触知を確認し、重症度や緊急性を素早く判断します。脈拍の確認は特に重要です。「神経調節性失神」は、経過とともに「徐脈から頻脈へ変化する」ことが多く、発症直後の脈拍数がわかればその経時的変化が重要な手がかりとなるからです。

 POINT

　「意識消失か意識障害か?」の見極めは重要です。失神は急速な脳虚血による「一過性の意識消失」ですが、意識障害の原因は多岐にわたります。見極めるポイントとしては、短時間(1〜2分程度)で自然回復し、普段通りの意識に戻ったら失神の可能性が高く、意識が戻っても普段と多少でも違うなら意識障害を疑います。

症例

　めまい、ふらつきを主訴に、貧血精査目的で入院中の高齢男性の患者Aさん。ナースコールで呼ばれた看護師の見守りのもと病室のトイレへ入りました。ドタンと音がしたので、看護師が慌ててドアを開けるとAさんが壁に寄りかかるように倒れ込んでいました。Aさんは用を済ませ立ち上がったところ、意識を失って倒れたようです。

((·Q·)) どうしてそうなった?

　意識消失にはさまざまな原因が考えられます。Aさんは貧血の精査目的で入院されており、離床の際は見守りなどの注意が必要です。以前にも自宅で排尿後に倒れた既往があり、経緯から排尿に起因した状況失神(神経調節性失神)が疑われます。失神の分類を表1に示します。

表1　失神の分類

分類		鑑別疾患
心血管性失神 (5〜21%)	不整脈	徐脈/頻脈性不整脈、薬剤性不整脈
	器質的心疾患	大動脈弁狭窄症、閉塞性肥大型心筋症、大動脈解離、肺血栓塞栓症、他
起立性低血圧 (4〜24%)	一次性自律神経障害	自律神経障害、パーキンソン病、他
	二次性自律神経障害	糖尿病、尿毒症、アルコール性、他
	薬剤性起立性低血圧	アルコール、降圧薬、利尿薬、他
	循環血液量低下	出血、下痢、嘔吐、他
神経調節性失神 (35〜62%)	血管迷走神経反射	精神的ストレス(恐怖、疼痛、他)
	状況失神	排尿、排便、咳嗽、食後
	頸動脈洞症候群	ひげ剃り、きつめの襟元、他

坂本壮:救急外来ただいま診断中!.中外医学社,東京,2015.より引用

((·Q·)) どう切り抜ける?

1. 意識レベルを含めた「第一印象」を評価する

　手で触れて、はっきり呼びかけて、意識を確認します。しっかり返事があれば気道は確保されていると考えられます。また10秒以内に、視診によって顔色や表情、呼吸状態などを、触診によって皮膚の湿潤や脈の触知を確認し、重症度や緊急性を素早く評価しましょう。

2. 応援を要請する

　意識消失があることが確認されたら、その場を離れずに周囲のスタッフに声をかける、または緊急コールなどで人を集めましょう。すでに意識は戻っていても、その原因によっては再び急変する可能性もあります。その際十分な対応ができるよう人手を集めておくことは重要です。

3. 脈拍を確認する

　発症直後のバイタルサインは重要です。例えば、頻脈であれば貧血や脱水などによる「起立性低血圧」を、徐脈であれば「徐脈性不整脈」や「薬剤性」を疑います。特に「神経調節性失神」は、経過とともに「徐脈から頻脈へ変化する」ことが多く、発症直後の脈拍数がわかればその経時的変化が重要な手がかりとなります。

　また、意識消失する前に、眼前暗黒（ブラックアウト）や発汗など前駆症状があれば起立性低血圧や神経調節性失神が疑われ、前駆症状がまったくない、または胸痛や背部痛があった場合は心血管性失神の可能性を考えます。

4. 外傷があるか確認する

　トイレという狭い場所での意識消失なので、外傷がないか検索します（図1）。頭部は「見て、触れて」出血や腫脹、圧痛の有無を確認しましょう。また、後頸部に痛みがあれば頸椎損傷が疑われ、頸椎保護が必要となります。無理に動かさないように注意し、他スタッフや医師の到着を待ちましょう。

図1　失神では外傷が起こりやすい

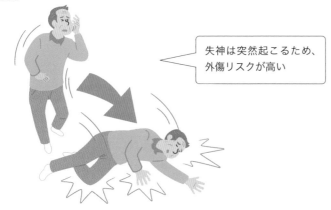

失神は突然起こるため、外傷リスクが高い

5. ベッドへ搬送する

　意識が完全に戻り外傷がないことを確認したら、集まったスタッフとともに速やかにベッドへ搬送します。失神後に座位や立位でいると脳虚血が進行し、痙攣に至ることもあります。再発の可能性も考え速やかに移動しましょう。

その後の原因検索

　その後に必要とされる原因検索の流れを確認しましょう。

1. 心血管性失神を除外する

→12誘導心電図、心電図モニター、心エコーなど

　心血管性失神は見逃されると1年以内の致死率は18〜33％に及ぶとされています。原因は心室細動や完全房室ブロックといった不整脈や心筋梗塞、心不全、大動脈解離、肺塞栓などいずれも致死的疾患にて早期発見・対応が必須となります。また、失神後は経過観察のためにも心電図モニターを装着しましょう。

2. 出血性病変による起立性低血圧を除外する
→動脈血ガス、直腸診など

　起立性低血圧は糖尿病やアルコール性などの自律神経障害の他、脱水、貧血、消化管出血により生じます。特に消化管出血など致死的疾患は見逃せません。吐下血、眼瞼結膜蒼白の有無を確認し、直腸診を行います。動脈血ガスは血糖値やHb値、酸素化換気、電解質異常など得られる情報が多く有用です。

引用・参考文献
1．林寛之，今明秀：Dr林＆今の 外来でも病棟でもバリバリ役立つ！救急・急変対応．メディカ出版，大阪，2019.
2．坂本壮：救急外来ただいま診断中！．中外医学社，東京，2015.
3．上田剛士：高齢者診療で身体診察を強力な武器にするためのエビデンス第2版．シーニュ，東京，2020.

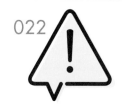

022

インスリン皮下注射を静脈注射し、患者さんの意識が混濁した！

山﨑 優介

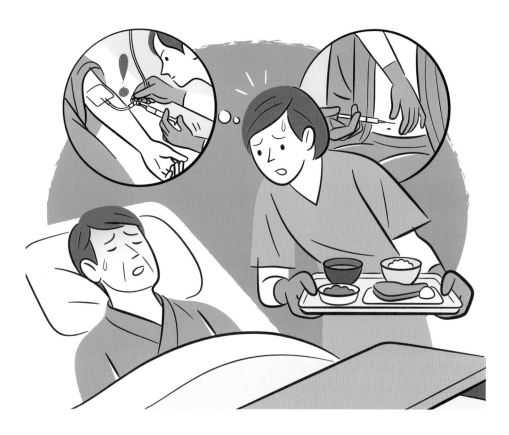

ピンチを切り抜ける鉄則

　インスリン注射の基本は皮下注射です。インスリンの中で速効型インスリンだけは筋肉注射や静脈注射が可能ですが、作用発現時間が短く低血糖には十分注意しなければいけません。普段からインスリン製剤の種類や作用時間を理解しておくと投与経路の間違い防止につながります。

POINT

　薬剤投与する際は6Rを確認することが基本です（正しい患者、正しい薬剤、正しい用量、正しい方法、正しい時間、正しい目的）。注射薬の場合、投与経路を間違えることで患者さんに大きな影響を及ぼすこともあるので要注意です。

症例

　患者Aさん。急性心筋梗塞に対して経皮的冠動脈形成術を行い、入院中は毎食前にヒューマリンR®皮下注射するように指示が出ました。その日担当となった新人看護師が、ヒューマリンR®を静脈注射と勘違いし、食事の30分前に点滴の側管から投与しました。30分後に新人看護師が配膳に行ったところ、Aさんの意識が混濁しているところを発見しました。どうすればいいかわからずオロオロしているところをリーダー看護師が発見しました。

((𝓠)) どうしてそうなった?

　ヒューマリンR®を静脈注射したことで、インスリンの作用が早く出てしまい低血糖を起こしたものだと思われます。ヒューマリンR®を皮下注射する場合、通常作用発現までは30分程度あるため、食事の30分前に投与することになります。しかし、静脈注射を行った場合は作用発現時間が短くなり、5分以内に作用が発現します。この場合、早急に低血糖対応を行う必要があります。

((𝓠)) 　どう切り抜ける?

1. 迅速評価・一次評価を行う

　意識障害など急変の場面においては、例え低血糖を強く疑っていたとしても、迅速評価・一次評価を行うことが重要です。まずは、患者さんが危険な状態になっていないか判断しましょう。

2. 血糖測定を行う

　インスリン静脈注射を行った後の意識障害であるため、静脈注射の影響で低血糖を起こしていることが強く疑われます。意識障害の場合は、まず血糖測定を行い、低血糖を除外することが重要です。血糖測定で低血糖を起こしていることを確認したら、速やかに低血糖対応を行います。

3. 速やかに低血糖対応をする

　低血糖とは一般的に70mg/dL未満のことを言い、低血糖を起こしている場合は、速やかに低血糖対応を行う必要があります。意識がある(経口摂取が可能な)場合と、意識がない(経口摂取が不可能な)場合では対応が異なります。Aさんの場合は、意識が混濁しているため経口でブドウ糖を投与することは避け、末梢静脈路から20%グルコース注射液40mLもしくは50%グルコース注射液20mLを静脈内投与します。投与15分後に血糖再検し、血糖が上がっていることを確認するとともに、意識レベルが回復したことを確認します。

4. 再度低血糖になることを予防する

　一時的に低血糖が改善しても、インスリンの作用が続いている間は再度低血糖を起こす可能性があります。ヒューマリンR®は速効型インスリンで、作用持続時間は5〜8時間となるため、その間は低血糖に注意していく必要があります。この症例のAさんの場合では、ブドウ糖投与後に意識が完全に回復し、食事が食べられれば低血糖を再び起こす可能性は低くなります。しかし、よく臨床の場面で見かける「インスリンを注射した

もののご飯が食べられなかった」という場面では、インスリンの作用が続いている間はブドウ糖液を持続点滴するか補食をすることが必要になります。インスリン製剤の種類と作用時間を参考にしてください（表1）。

表1 インスリン製剤の種類と作用時間

インスリン製剤の種類	主な投与時間	作用発現時間	持続時間
超速効型インスリン	食直前	10〜20分	3〜5時間
速効型インスリン	食前30分	30分	5〜8時間
中間型インスリン	食前30分	約1〜3時間	18〜24時間
持効型溶解インスリン	1日1回	約1〜2時間	24時間程度（42時間を超えるものもある）

※製剤によって効果が異なるため、詳細については製剤添付文書の確認が必要である。

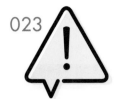

023

アルコール依存症の患者さんに不穏時指示のイソゾール®を投与後、観察に戻ったとき呼吸停止していた！

清水 孝宏

薬剤誤投与

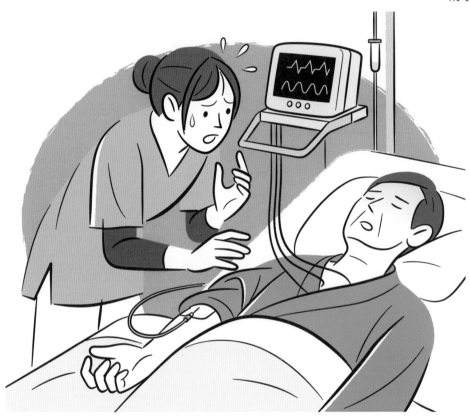

 ピンチを切り抜ける鉄則

　不穏状態を鎮静薬や麻酔薬で改善させるには、気管挿管や人工呼吸が必要になるほどの呼吸停止や呼吸抑制を覚悟しなければなりません。呼吸停止や呼吸抑制が起こり得る薬剤であることを認識し、これらの薬剤を使用している最中は患者さんから離れないのが鉄則です。

 POINT

　イソゾール®は超短時間作用型のバルビツール酸系薬剤で、全身麻酔やその導入に用いられます。重大な副作用として呼吸停止、呼吸抑制、舌根沈下があります。そのため、投与中は患者さんから離れずに、継続的にバイタルサインを観察する必要があります。

（（Ｑ）） 起こった状況

症例

　60歳代、男性、Aさん。肝硬変、アルコール依存症が既往にあり、今回、上部消化管出血で入院となりました。内視鏡を行い、消化管出血は止血され、一般病棟に入院となりました。アルコール依存症のため入院前まで飲酒を繰り返しており、アルコール離脱せん妄が起こる可能性があり、不穏時の指示としてイソゾール®注射用0.5g1バイアルを生理食塩液50mLで溶解したものを、患者さんが入眠するまで繰り返し点滴投与を行う指示が出ていました。

　深夜2時を過ぎた頃からAさんは次第に落ち着きがなくなり、ベッドから離れようとするため、体幹を抑制しました。しかしさらに落ち着きがなくなり、大声を出すなど不穏状態となったため、心電図モニタを装着した後に不穏時の指示を実施しました。それでも入眠せず、2回目の不穏時の指示を行い、看護師は患者さんの病室を離れました。15分後に患者さんのもとを訪れると呼吸が停止していました。

（（Ｑ）） どうしてそうなった？

　イソゾール®は超短時間作用型のバルビツール酸系薬剤で、全身麻酔やその導入に用いられます。全身麻酔では最初に50〜100mgを注入して麻酔の効果を観察しながら追加で投与を行います。

　重大な副作用として、呼吸停止、呼吸抑制、舌根沈下があります。そのため、気道の確保や酸素吸入ができる環境で、かつ十分な呼吸と循環をモニタリングできる体勢での投与が必要な薬剤です。

　この症例では、心電図モニタを装着していますが、イソゾール®を投与している最中に患者さんから15分間離れています。全身麻酔薬であり、重大な副作用がある薬剤を投与している最中は、気道の確保や人工呼吸器を装着しているなどの条件下でなければ原則として患者さんから離れてはいけません。

（（Ｑ）） どう切り抜ける？

　アルコール離脱せん妄で不穏状態にある患者さんに対して鎮静薬や全身麻酔剤で不穏状態を改善させるためには、患者さんの意識がなくなるまで鎮静しなければなりません。今回はイソゾール®を使用していますが、ミダゾラムやプロポフォールを使用しても、同様に呼吸停止や呼吸抑制は起こります。不穏状態であれば、他の患者さんに迷惑がかからないように個室への移動や、職員の安全を確保できるように一時的な身体抑制が必要になるときもあります。

　一般病棟の夜勤中であり、看護師の人員配置が少ないことも考えられます。そのため1人の患者さんを常時観察することには限界があります。患者さんを常時観察できる環境を作れないのであれば、不穏状態を見守りながら観察することも一手段と考えます。常時観察できるのであれば、呼吸と循環をモニタリングできる体勢で麻酔薬や鎮静薬を使用することを検討します。

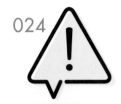

024

細胞外液の点滴を行う患者さんを間違えて、違う患者さんに投与してしまった！

薬剤誤投与

後藤 順一

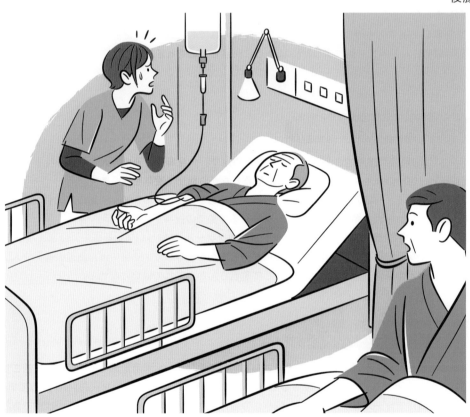

 ピンチを切り抜ける鉄則

　患者確認の原則は、①自分でフルネームを言っていただく、②ネームバンドを見て確認することです。どのような場合でもこの原則を怠ってはなりません。

　それと同時に、その患者さんの治療目的を理解し、適切な輸液が適切なルートで適切な方法で行われているかどうかの確認も重要です。

 POINT

　輸液施行中は循環血液量の増加と輸液負荷の症状を観察します。輸液によって影響されやすいのは肺水腫のような肺胞間質への水分のうっ滞です。そのため、呼吸のしづらさや喘鳴、頻呼吸などを観察します。同時に、尿量の確認を行うことも重要です。

症例

　肺炎と脱水で入院した患者さんに投与予定の生理食塩液500mLを、間違えて同室の心不全の患者さんへ投与してしまいました。

🔊 どうしてそうなった？

　この看護師は患者確認を確実に行わなかったのが原因です。

　突然声をかけられて名前を呼ばれたとき、反射的に相手の顔や目を見ようとするのは自然なことです。このとき、名前を呼ばれた人は、その名前の本人であると回答しているわけではありません。反射的に目を向けたに過ぎません。しかし、声をかけた側は、顔と目が合ったということだけで、本人が自分であると認識したものと誤認してしまうことがあります。だからこそ、本人確認の際は、患者さんにご自分の名前を名乗っていただくのです。

　また、同姓同名の区別のために、ご自分の生年月日を言っていただくことも重要です。

　さらに、患者認証のためのリストバンドは重要です。リストバンドが外れたり、切れたり、紛失した場合は速やかに再発行しなければなりません。これらの認証行為を省略してしまうと、このような事故が発生してしまいます。

🔊 どう切り抜ける？

1. 細胞外液と維持液の間違いも多い

　輸液治療は日常広く行われていますが、輸液時のヒューマンエラーは重大な事故につながることがあります。すべての看護師が輸液ミスの重大性を認識しておかなければなりません。輸液投与内容の間違いで一番多いのは細胞外液と維持液の間違いです。

　細胞外液は、血漿とNa濃度がほぼ等しい輸液製剤のことです。出血などによる循環血液量が減少したときの補給・充填や、Naを投与したい低張性脱水などの補給・充填に用いられます。大量・急速に投与することで、心不全や腎不全がある患者さんでは肺水腫などが出現するため注意を要します。

2. 循環血液量の増加と輸液負荷の症状を観察する

　投与された患者さんの病態を確認し、輸液負荷による影響を観察するとともに、今後予測されるリスクをアセスメントする必要があります。具体的には、循環血液量の増加と、輸液負荷の症状の観察です。

　まず、呼吸の状態を観察します。輸液により影響されやすいのは肺水腫のような肺胞間質への水分のうっ滞です。呼吸のしづらさや喘鳴は聴取されるか、頻呼吸になっていないかを観察します。同時に、尿量の確認も行います。腎障害がある場合は、少量の輸液でも腎の排泄機能が低下し、体内に水分が残りやすい状態となっています。そのために呼吸状態の変調を来す場合があります。それらを継続的に観察し、症状が出現した場合は誤投与による影響をアセスメントするとともに、医師の判断による医療的対応が必要となります。

3. 患者さんに合った薬剤かどうかの確認も大事

　大前提として、薬剤の誤投与を防ぐための確認行為は必須ですが、その前に、投与されている薬剤が患者さ

んに必要なものかどうかを理解しておくことが大切です。その患者さんの治療内容に合っているかどうか、正しい目的で、正しい薬剤を投与しているかどうかが重要です。それらを看護師が理解していれば、薬剤を準備するときや投与する前の段階で、気づくことも可能です。医師の指示をただルーティン業務や流れ作業のように処理しているだけでは、誤投与も起こり得ます。

　誤投与は、今回の症例のように看護師が患者さんの取り違いをする場合もあれば、医師が処方する段階で患者さんを間違えることもあります。そのため、看護師も患者さんの治療経過をしっかり理解しておくことが必要になるのです。

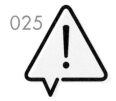

025 「維持輸液」の指示が出ていた患者さんに、間違えて「細胞外液」の点滴を投与してしまった！

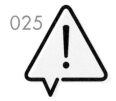

薬剤誤投与

後藤 順一

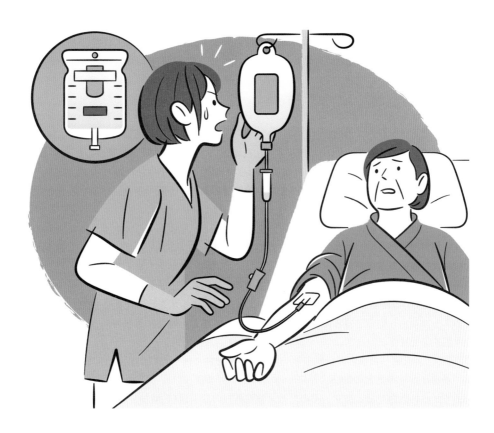

 ピンチを切り抜ける鉄則

　輸液製剤にはさまざまな種類があり、それぞれ目的が異なります。また、投与する輸液内容も異なるため、輸液の目的を医師と確認することが大切です。そして、投与時は、薬剤が適切かどうかを確認します。輸液薬剤が決定した後に投与内容と方法が適切かを確認することが必須です。この際にはダブルチェックを行います。

 POINT

　看護師は、輸液の種類と違いを理解しておき、個々の患者さんに対する輸液の目的と輸液内容を医師と共有しておく必要があります。そして、投与後、患者さんの反応をきちんとアセスメントすることは必須です。

(((!))) 起こった状況

慢性腎不全で透析導入目的で入院となった患者Aさん。医師からの指示は輸液が1号液の指示であったが、誤ってリンゲル液を投与してしまいました。

(((!))) どうしてそうなった？

薬品名の間違いは「輸液製剤関連」のヒヤリ・ハット事例に多く存在します。また、同一ブランドの薬品名の間違いとしては、開始液、維持液、術後回復液等では、号数・記号間違いが多くあります。

(((!))) どう切り抜ける？

細胞外液は血漿とナトリウム濃度がほぼ等しい輸液製剤のことです。電解質だけで血漿と浸透圧がほぼ等しいことから、等張性電解質輸液ともいわれます。出血などによる循環血液量が減少したときの補給・充填や、Naを投与したい低張性脱水などの補給・充填に用いられます。大量・急速に投与することで、心不全や腎不全がある患者さんでは肺水腫などが出現するため注意を要します。生理食塩液、リンゲル液などがこれにあたります。

それに対して、維持輸液とはナトリウム濃度が血漿より低く、電解質だけでは浸透圧が血漿より低いことから、低張性電解質輸液ともいわれます。水分欠乏型脱水や体液の恒常性を維持するために使用されます。維持輸液は号数により電解質濃度が変わります（表1）。

そのため、投与の目的であった調整したい電解質の変化を確認する必要があります。例えば腎機能が低下し血中K値が上昇している患者さんに対して、医師が1号液投与の指示を出したとします。そこで、細胞外液を投与してしまった場合、輸液を直ちに中止し、医師へ報告するとともに、患者さんの電解質濃度変化による異常所見を確認する必要があります。

つまりK値の上昇を来した場合の所見を事前に把握してそれに伴う観察が必要となるのです。

脱水は、浸透圧と体液量との関係、特にNaのバランスが重要です。多くの場合、嘔吐や下痢などによる脱水は、等張性から高張性を呈します。そのため、細胞外液の等張液（乳酸加リンゲル、5％ブドウ糖液など）が用いられます。しかし、脱水時には循環血液量減少による腎前性腎不全を呈している場合があるので、十分な尿量が確保されるまでは、Kが含有していない1号液などを用いて循環血液量を改善させることが推奨されています。

表1 輸液の種類と特徴

1号液	Kを含んでいない。Kを投与したくない患者さんに使用する
2号液	脱水補給液ともいわれ、NaとともにKも投与したい脱水時に使用する
3号液	1日に生体が必要とするNaやK量、水分量が投与できるようにされた輸液。この3号液が「維持輸液」と呼ばれる
4号液	Na投与が少なく、K投与はゼロにしたいときに用いられる

((♀)) 輸液の目的を医師と共有する

　輸液の間違いを防ぐためには、まずはその輸液の目的を医師だけではなく看護師も理解し、医師と共有しておくことが必要です。

　輸液の1つ目の目的は、前述した「電解質の補充」です。電解質輸液には細胞外液補充液と維持液があります。

　輸液の2つ目の目的は「栄養補給」です。その際の輸液には高カロリー輸液や糖質輸液、アミノ酸輸液や脂肪乳剤、ビタミン剤が投与されます。

　3つ目の目的として投与されるのが「輸液浸透圧利尿薬」や「血漿増強薬」です。

　それぞれ目的が異なり、投与する輸液内容も異なるため、目的を医師と確認し合うことが大切です。

((♀)) 薬剤投与の原則に忠実に

　次に薬剤が適切かどうかを確認します。輸液薬剤が決定した後に投与内容と方法が適切かを確実に確認することが必須です。この際にはダブルチェックが多くの施設で行われていることと思います。多くの人の目に触れて確認することによって間違いは減り、その確認行為を日常的な業務であることを認識し、当たり前の行為であることに位置付けることが大切です。確認方法としては、「6R」が有名です（表2）。

表2 薬剤投与時の「6R」

① 正しい患者(Right Patient)
② 正しい薬剤(Right Drug)
③ 正しい目的(Right Purpose)
④ 正しい用量(Right Dose)
⑤ 正しい用法(Right Route)
⑥ 正しい時間(Right Time)

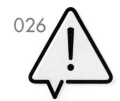

026 昇圧薬のノルアドレナリンを開始したが血圧が上昇しない！指示量の1/10で調剤していた！

薬剤誤投与

清水 孝宏

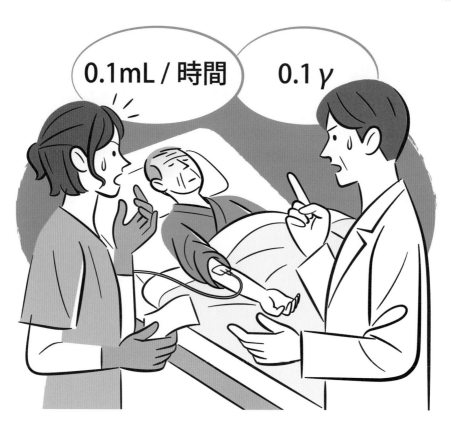

0.1mL / 時間

0.1 γ

 ピンチを切り抜ける鉄則

　口頭指示を受ける場合は、メモを取り、必ず復唱して指示内容を確認します。計算を必要とする薬剤に関しては、投与濃度と、あらかじめ計算された表で確認します。さらに、看護師1名ではなく複数名での確認や薬剤師への問い合わせなどが必須です。

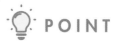 **POINT**

　ノルアドレナリンは昇圧薬として用いられるカテコールアミンです。体重1kgあたりを1分間でどのくらいの量を投与すればいいのかを表すγ（ガンマ）を用います。1γは1μg/kg/分であり、体重によって薬剤の投与量が変わってきます。「0.1γ」を「0.1mL/時間」と捉えたため、指示量の1/10の投与量となってしまいました。

(⃰) 起こった状況

症例

　尿路感染による敗血症で一般病棟に入院となった70歳代の男性患者さん。深夜になり血圧が安定しないため当直医へコールしました。当直医は患者さんの体重を看護師に聞いた上で、口頭指示でノルアドレナリン15アンプル、生理食塩液35mLを合わせたものを0.1γで持続投与の開始を指示しました。

　指示を受けた看護師は医師の指示をメモし、ノルアドレナリン15アンプルと生理食塩液35mLを合わせたものを、0.1mL/時間での投与指示であることを別の夜勤の看護師と確認し開始しました。ノルアドレナリンを開始後も血圧は上昇しませんでした。

　ノルアドレナリン開始後1時間程経過した後に当直医が病棟に来ました。当直医が患者の様子を見に行った際、ノルアドレナリンが指示の1/10の投与量であることに気がつきました。

(⃰) どうしてそうなった?

　このインシデントには、以下のようないくつかの問題点があります。

1. 口頭指示

　夜間勤務時間帯や医師が手術や検査などで手が離せない状況による口頭指示での薬剤投与は珍しいことではありません。口頭で受けた指示は電話口頭指示受け用紙などを用い、受けた指示を記載します。そして、受けた指示内容を必ず復唱し医師に確認することが原則です。指示を受けた看護師はメモをしていましたが、当直医に復唱をしていませんでした。

2. 適切な投与量を理解していない

　血圧をコントロールするノルアドレナリンやドーパミンは、体重1kgあたりを1分間でどのくらいの量を投与すればいいのかを表す「γ(ガンマ)」を用いて計算します。指示を受けたノルアドレナリン15アンプルと生理食塩液35mLはノルアドレナリンの濃度が0.3mg/mLであり、ノルアドレナリンを0.1γで投与するには以下の計算となります。

0.1γ＝0.1μg/kg/分＝0.0001mg/kg/分
(μg→mgにするには1000μg＝1mgなので1000で割る)
分を時間にするには60分＝1時間なので60をかける
　　＝0.006mg/kg/時間
　　＝0.006×50mg/時間
　　＝0.3mg/時間
ノルアドレナリンの濃度が0.3mg/mLなので1mL/時間がノルアドレナリンの投与速度となります。

---

3. 不適切な指示

　γ計算について説明しましたが、この計算ができる看護師がどれくらいいるでしょうか。おそらくICU経験者や循環器専門病棟の看護師の一部くらいではないでしょうか。医師は0.1γでの投与指示を出していますが、投与速度で指示を出すことが妥当な指示といえます。

　ピンチを作ったのは口頭指示の指示受け間違いと、γ計算の知識不足さらに不適切な医師の指示が原因です。このようなピンチを作らないためにも、ノルアドレナリンの投与に関するルールを院内で統一する必要があります。例えば、表のようなノルアドレナリンと生理食塩液の濃度を統一したノルアドレナリン投与早見表（**表1**）を活用することで、ややこしいγ計算をしなくて済みます。さらに、このような表を看護師2名で確認することで投与間違いを減らすことができます。

表1 ノルアドレナリン投与早見表

（大）ノルアドレナリン15A＋生食35mL
（小）ノルアドレナリン6A＋生食14mL

体重	投与量 mL/H			ガンマ（γ）	
	0.8	mL/Hr	=	0.1	μg/kg/min
	1.6	mL/Hr	=	0.2	μg/kg/min
	2.4	mL/Hr	=	0.3	μg/kg/min
	3.2	mL/Hr	=	0.4	μg/kg/min
40kg	4	mL/Hr	=	0.5	μg/kg/min
	4.8	mL/Hr	=	0.6	μg/kg/min
	5.6	mL/Hr	=	0.7	μg/kg/min
	6.4	mL/Hr	=	0.8	μg/kg/min
	7.2	mL/Hr	=	0.9	μg/kg/min
	8	mL/Hr	=	1	μg/kg/min

体重	投与量 mL/H			ガンマ（γ）	
	1.2	mL/Hr	=	0.1	μg/kg/min
	2.4	mL/Hr	=	0.2	μg/kg/min
	3.6	mL/Hr	=	0.3	μg/kg/min
	4.8	mL/Hr	=	0.4	μg/kg/min
60kg	6	mL/Hr	=	0.5	μg/kg/min
	7.2	mL/Hr	=	0.6	μg/kg/min
	8.4	mL/Hr	=	0.7	μg/kg/min
	9.6	mL/Hr	=	0.8	μg/kg/min
	10.8	mL/Hr	=	0.9	μg/kg/min
	12	mL/Hr	=	1	μg/kg/min

体重	投与量 mL/H			ガンマ（γ）	
	1	mL/Hr	=	0.1	μg/kg/min
	2	mL/Hr	=	0.2	μg/kg/min
	3	mL/Hr	=	0.3	μg/kg/min
	4	mL/Hr	=	0.4	μg/kg/min
50kg	5	mL/Hr	=	0.5	μg/kg/min
	6	mL/Hr	=	0.6	μg/kg/min
	7	mL/Hr	=	0.7	μg/kg/min
	8	mL/Hr	=	0.8	μg/kg/min
	9	mL/Hr	=	0.9	μg/kg/min
	10	mL/Hr	=	1	μg/kg/min

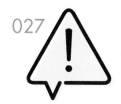

027 オノアクト®を自然滴下で投与したところ、他の看護師に輸液ポンプまたはシリンジポンプで投与する薬剤だと指摘された!

薬剤誤投与

清水 孝宏

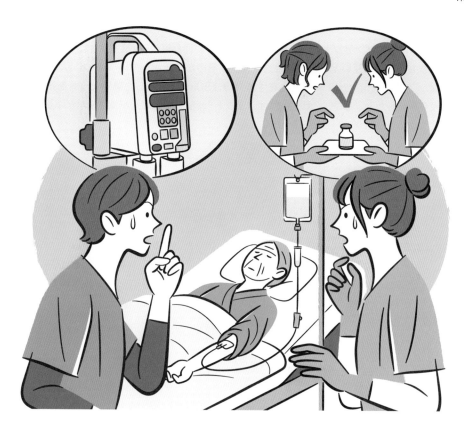

 ピンチを切り抜ける鉄則

　薬剤投与時は6Rなどの誤薬防止の手順に沿ったダブルチェックを正しく、ていねいに実施します。特に正しい目的（right purpose）においては、患者さんの病態生理や薬剤の知識を深めることで致死的なダメージを回避できる可能性が高くなります。

 POINT

　オノアクト®は心臓のβ₁受容体を遮断して心拍数などを抑え、頻脈性不整脈を改善する薬です。50mgと150mgの2種類のバイアルがあります。バイアル内の粉末状の薬剤を生理食塩液で溶解して投与します。通常オノアクト®50mgを3バイアル（150mg）または150mgを1バイアルのいずれかを生理食塩液50mLに溶解し、2〜6mL/時間で投与する薬剤です。

症例

　80歳代、女性。既往に慢性心不全があり、誤嚥性肺炎で入院となっていました。発熱が持続しており、頻脈性の不整脈を繰り返していました。誤嚥性肺炎に対してはセフトリアキソン（ロセフィン®）0.5gを1日2回投与していました。経験5年目のA看護師が当日の受け持ちでした。主治医から新しい点滴の指示が出ていました。指示の内容は以下の通りです。

【指示内容】
オノアクト®150mg　1バイアル
生理食塩液50mLで溶解
点滴持続投与

　A看護師は指示内容のオノアクト®150mg 1バイアルと生理食塩液50mLをB看護師と一緒にダブルチェックをしましたが、お互いどのような目的で実施するのかを認識していませんでした。A看護師は指示にあるオノアクト®150mg 1バイアルを生理食塩液50mLで溶解し、輸液セットを接続し点滴を自然滴下で投与開始したところで、C看護師がオノアクト®の投与開始に気がつき投与が中止されました。

 どうしてそうなった?

1. 薬剤の認識不足

　A看護師は誤嚥性肺炎で入院している患者さんであることは理解していました。しかし、頻脈性の不整脈に対してオノアクト®が開始となることを理解しておらず、オノアクト®が新たに開始となる抗生剤と認識していました。投与されていた抗生剤であるロセフィン®とオノアクト®が同じようなバイアル形状で粉末の薬剤を溶解して使用することが誤った認識の背景にあったようです（図1）。

図1　オノアクト®点滴静注用150mgとロセフィン®

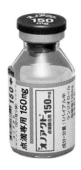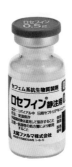

両方ともバイアルで粉末状の薬剤を溶解して用いる点では共通している。

2. 曖昧な指示

　指示書には点滴持続投与の指示がありましたが、投与速度指示の記載がありませんでした。投与速度の指示は別の指示書に記載されていました。A看護師は別の指示書の記載を確認せずに抗生剤と認識していたため自然滴下による点滴投与を行っています。

3. 正しいダブルチェックが行われていない

　薬剤投与における誤薬は患者さんに致死的なダメージとなり得るため、6Rなど誤薬防止の手順に沿った薬剤投与が重要です。6Rとは、正しい患者（right patient）、正しい薬（right drug）、正しい目的（right purpose）、正しい用量（right dose）、正しい用法（経路）（right route）、正しい時間（right time）です。6Rと具体的な例を表1に示します。A看護師とB看護師が6つの項目を照らし合わせながら実施していれば、正しい目的（right purpose）と正しい時間（right time）について主治医などに確認する機会となります。

表1 6Rと具体例

6R	具体例
正しい患者（right patient）	同姓同名など名前間違いがないように確認する
正しい薬（right drug）	似たような名称の薬剤や、似たようなラベルの薬剤に注意する
正しい目的（right purpose）	何の目的で、どのような治療目的で使用する薬剤か確認する
正しい用量（right dose）	用量（g、mg、μg、mL、mEq、U、IUなど）1錠、1アンプル、1バイアルなど
正しい用法（経路）（right route）	内服、静脈注射、皮下注射、筋肉注射、座薬、点眼などの投与経路
正しい時間（right time）	日付、投薬時間、投与スピード

どう切り抜ける？

　繰り返しますが、薬剤投与における誤薬は患者さんに致死的なダメージとなり得ます。日々の業務で忙しいときこそ、ダブルチェックや6Rをていねい、かつ何度でも実施する必要があります。また、基本的で重要なことになりますが、患者さんに投与する薬剤はどのような目的で投与する薬剤なのか理解して投与することが原則となります。

　誤嚥性肺炎で入院となっている高齢患者さんが、発熱の影響もあり頻脈性の不整脈を繰り返しています。頻脈性の不整脈が持続すれば既往にある慢性心不全が悪化し、危機的状況に進行します。そこで、心臓のβ_1受容体を遮断する作用があり、心拍数などを抑えることで、頻脈性不整脈を改善するオノアクト®が開始となっています。

　ピンチを切り抜けるには、追い詰められた苦しい状況にさせないための学習や正しいチェックが重要です。

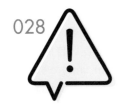

028

点滴を手動で調整していたら、予定よりかなり残ってしまった！

薬剤誤投与

石田 恵充佳

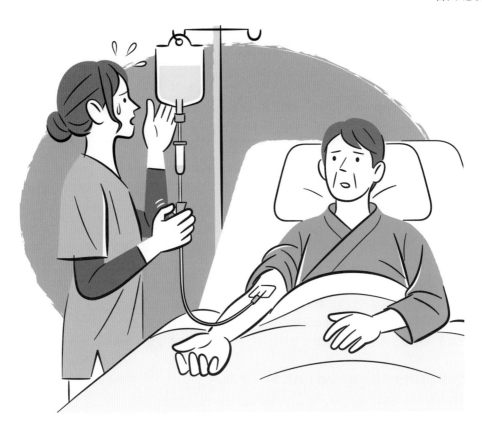

 ピンチを切り抜ける鉄則

　手動での輸液管理時は、①薬剤、②患者さん、③ルートや点滴針などの要因が点滴速度に影響します。手動での速度調節時に滴下に変動があるときは、輸液ポンプの使用や点滴針の留置部位の変更（差し替え）を検討すること、何よりも速度が変動する前提で頻繁な観察が重要となります。

 POINT

　輸液製剤の投与速度は薬剤ごとに規定され、それに基づいて医師の指示が出されます。投与時に点滴速度を適切に管理することは、薬剤の効果や副作用の観点からも重要な管理項目となります。手動で滴下調節する際は、速度変動を前提とした観察や対策が必要です。

症例

　Aさん、60歳代、男性。慢性腎不全（透析3回/週）、左腕にシャントあり、右利き。

　Aさんは急性胆嚢炎のため緊急入院し、入院後から輸液療法と抗菌薬投与が開始されました。Aさんは左腕にシャントがあるため、右腕肘正中から3横指下側に点滴針が留置され、手動で速度を調整し、輸液投与がされていました。利き腕でもあるため体動により輸液速度が変化しました。Aさんには極力腕を曲げずに過ごしていただくよう伝え協力を得ていました。消灯後、輸液が止まったりすることもよく見られたため、そのつどAさんの腕を伸ばして対処していましたが、輸液更新時に予定よりも輸液量が多く、医師の指示通りに輸液交換ができませんでした。

（（!））　どうしてそうなった？

　Aさんは、左腕にシャントがあるため、利き手である右腕に点滴針が留置されていました。加えて、関節に近い部分に留置されていたことで、体動や輸液と患者さんとの高低差などにより手動での速度調節に変動が出たことが考えられます。これにより、予定よりも輸液が多く残ってしまい、医師の指示通りでの輸液管理ができなかったと考えられます。

（（!））　どう切り抜ける？

1. 手動での速度調節時に滴下に変動があるときは 輸液ポンプを使用する

　この症例のように、担当看護師はAさんの輸液管理の際に、手動での速度調節では投与量の変動があることに気づいています。速度の変動を小さくするために、Aさんに「腕を伸ばして過ごすこと」への協力を依頼していますが、これではAさんは体動が制限され、輸液療法による苦痛が増すことが考えられます。

　点滴速度に影響を与える要因には、①薬剤（輸液の比重、表面張力、粘度の物理的要因）[1]、②患者さん（日常生活動作などの動き）、③ルートや点滴針（配合禁忌薬剤投与による結晶化、針自体の太さ、血栓による針内腔狭小化）が考えられます。今回のように、手動での速度調整時に滴下変動があり、医師の指示通りの輸液管理ができない場合は、患者さんに体動制限を強いるのではなく、輸液ポンプを利用した輸液速度管理の検討が必要となります。

2. 関節近くに点滴針が留置され滴下変動があるときは、 入れ直しを検討する

　肘や手背など関節部位に点滴針が留置されている場合（図1）は、関節可動による血管内腔の変化や、点滴針の屈曲や閉塞により輸液速度が変動する場合があります。さらに、点滴針が屈曲すると針先が圧迫され血管外漏出につながる場合があります。関節部位でないところや、患者さんの体動により滴下速度が少ない部位へ点滴針を入れ直すことを検討しましょう。

図1　関節部位の点滴針留置例

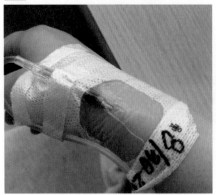

手首を尺側方向を維持していないと滴下しない。

図2　滴下せずに側管点滴ラインへ
流入している例

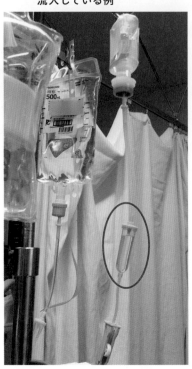

3. 頻繁に滴下速度を観察する

　輸液ポンプ使用時に、輸液が血管外に漏出しても加圧により輸液が投与され続けます。血管外漏出時は、痛みを伴うだけでなく、例えば、がん薬物療法薬の中には血管外に漏れると、皮膚に潰瘍病変や壊死を起こす薬剤もあるため、輸液ポンプを使用せずに手動調節を選択する薬剤もあります。

　また、抗菌薬は濃度依存型と時間依存型、または両方に分けられ、指示通りの速度で投与されない場合は薬物の血中濃度が上昇できず、抗菌薬の作用が出現しにくくなる可能性もあります。さらに、安全域が狭く厳密な投与管理が重要となる薬剤もあるため、手動の滴下調節により輸液管理をする場合は、速度が変化する可能性が高いことを前提に、滴下状態などを頻繁に観察することが重要になります（**図2**）。

引用・参考文献
1.　橋本大佑，加賀順二，藤田佳代子，他：各種輸液剤の滴容量と変動要因．医療薬学 2009；35（3）：167-176.
2.　日本がん看護学会，日本臨床腫瘍学会，日本臨床腫瘍薬学会：CQ6 EVを予防するための投与方法として輸液ポンプより自然滴下が推奨されるか．がん薬物療法に伴う血管外漏出に関する合同ガイドライン 2023年版．2023：66-70．https://jscn.or.jp/kanko/book/gl_book03.pdf（2024/5/23アクセス）

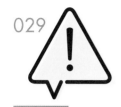

029 抗凝固薬を中止していないことが手術当日に判明。手術が延期になってしまった!

薬剤確認

山下 美由紀

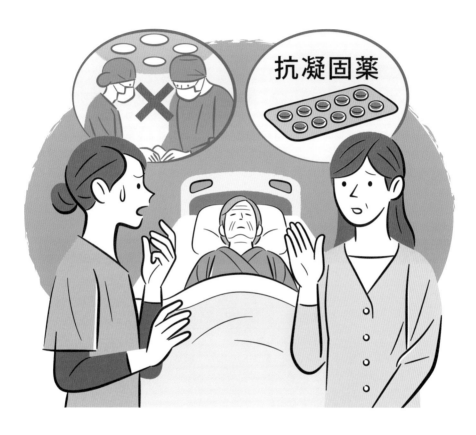

抗凝固薬

 ピンチを切り抜ける鉄則

抗凝固薬や抗血小板薬といった抗血栓薬を内服する必要のある疾患や既往の多い高齢者には注意して服薬情報を確認することが重要です。また、関連各部署で情報共有することも抗血栓薬の中止忘れによる麻酔法の変更や手術延期の防止につながります。

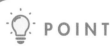 **POINT**

手術を受ける患者さんが術前に内服している薬がある場合、継続あるいは中止の指示確認が重要です。特に抗凝固薬や抗血小板薬を内服している患者さんでは、術中に大量出血や止血困難な状況に陥る可能性があるため、内服中止が可能な場合は休薬する必要があります。

症例

椎間板ヘルニアのAさん。痛みが強くなり、手術を受けることが決まりました。看護師は手術の決まったAさんに入院までの生活や手術に関するオリエンテーションを行いました。現在飲んでいる薬についても聞きましたが、「たくさん飲んでいて詳しくはわからない」と曖昧に返されてしまったため、入院当日は内服薬とお薬手帳を持参するように伝えました。看護師は家族にも聞いてみようと連絡しましたが、つながりません。他の部署も確認するだろうと思い、そのままにしてしまいました。その後、手術当日になって家族の話から抗凝固薬を飲んでいることが発覚し、手術が延期になってしまいました。

どうしてそうなった?

抗血栓薬が休薬されないまま手術が行われると、大量出血や止血困難な状況に陥る可能性があります。急を要さない場合は休薬期間（**表1**、**2**）を設けてから手術となるため、延期になります。

多剤内服している患者さんや長期間内服している患者さん、また高齢者や認知症の患者さんでは、本人や家族もなぜ飲んでいるのか思い出せなくなったり忘れたりすることがあります。また、複数の部署で共有される情報は、ときに「他部署が確認しているはず」といった思い込みや不注意によって漏れてしまうことがあります。

表1 抗血小板作用をもつ薬剤の休薬の目安

薬剤名	薬理作用		休薬の目安
アスピリン	COX不可逆阻害	TXA$_2$産生抑制	7日
イコサペント酸エチル	COX競合阻害		7日
オザグレル	TXA$_2$合成酵素阻害		1日
チクロピジン	P2Y$_{12}$受容体不可逆的阻害		10〜14日
クロピドグレル			14日（遅くとも5日）
プラスグレル			14日（遅くとも7日）
チカグレロル	P2Y$_{12}$受容体可逆的阻害		5日（遅くとも3日）
サルポグレラート	セロトニン5HT$_{2A}$受容体阻害		1日
シロスタゾール	PDE阻害		2〜4日
ジピリダモール			1日
ベラプロスト	PGI$_2$受容体刺激		1日

廣瀬宗孝：【術前】抗血栓薬の中止忘れ．オペナーシング 2021；36(10)：40-43．より引用

表2 ワルファリンと直接経口抗凝固薬（DOAC）の休薬期間と拮抗薬

	ワルファリン	ダビガトラン	リバーロキサバン	アピキサバン	エドキサバン
作用機序	ビタミンK依存性凝固因子（Ⅱ, Ⅶ, Ⅸ, Ⅹ）の産生を阻害	トロンビン阻害	活性型血液凝固因子第Ⅹ因子（X_a因子）阻害		
休薬期間	3〜5日	1〜4日	1日	1〜2日	1日
拮抗薬	ビタミンK プロトロンビン複合体	イダルシズマブ	なし	なし	なし

廣瀬宗孝：【術前】抗血栓薬の中止忘れ. オペナーシング 2021；36(10)：40-43. より引用

((((•)))) どう切り抜ける?

1. 患者さんの既往歴からアセスメントする

　心筋梗塞や脳梗塞、深部静脈血栓症、心房細動などの既往がある患者さんは抗血栓薬を内服している可能性があります。また、心臓の弁置換術や人工血管置換術を受けた患者さんも注意が必要です。中には、若年時に心臓手術を受け、長期にわたって抗血栓薬を内服している患者さんもいます。高齢者の中には既往が多い方も多く、情報収集は大変ですが、見過ごさないような注意が必要です。

2. 術前指示を確認する

　術前に抗血栓薬を中止することで、周術期の出血量を抑えることができます。一方で、中止することで血栓が生じてしまうリスクのある患者さんは抗血栓薬を継続したまま手術することもあるため、術前指示をしっかり確認することが重要です。
　休薬期間が短い場合や緊急手術の場合では、ビタミンKや静注用ヒトプロトロンビン、新鮮凍結血漿の準備が必要（表2）となることもあるため、執刀医や麻酔科医に確認することが大切です。

3. 患者さんや家族以外にも情報を共有できる仕組みの構築

　地域医療連携や外来、病棟、薬剤部、手術チームなど各部署における多職種連携が重要です。病院と地域の保険薬局が連携したことによって周術期患者の安全な薬物療法管理につながった報告も見られるようになりました。医療情報を共有する仕組みが構築され、広く運用されることが期待されます。

引用文献
1. 廣瀬宗孝：【術前】抗血栓薬の中止忘れ. オペナーシング 2021；36(10)：40-43.

参考文献
1. 石原慎之, 玉木宏樹, 望月優里, 他：術前患者に対する内服薬剤管理の病院・保険薬局との連携システムの確立. 日本臨床麻酔学会誌 2022；42(7)：555-562.

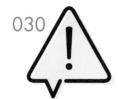

麻薬の錠剤を
紛失してしまった！

薬剤管理

土屋 香菜

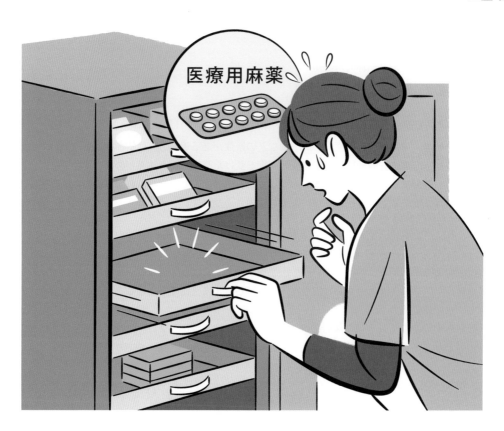

医療用麻薬

 ピンチを切り抜ける鉄則

　医療用麻薬の紛失が発覚したら、その時点で上長・麻薬管理者に報告し、廃棄した可能性がある箇所をすべて調査します。医療用麻薬は中枢神経に作用することから高い鎮痛・鎮静効果が得られますが、治療目的以外での使用は不正使用または乱用となるため、取り扱いには十分な知識と注意が必要です。医療機関は医療用麻薬を厳格に管理し、医療者は法律に則った安全管理に努める責務があります。

 POINT

　医療用麻薬はがん患者等の痛みの緩和目的で使用されます。安全性・有効性が高く、正しく用いることで中毒や依存がほとんど生じないことが証明されています。その一方で、麻薬としての作用があることから、乱用されないように法律で厳しく規制されています。そのため、医療者には医療用麻薬を適切に管理・使用することが求められています。

((♀)) 起こった状況

症例

　病棟で看護師Aが患者さんに処方された医療用麻薬を内服させるため、麻薬金庫から取り出そうとしましたが、金庫内には薬袋ごと医療用麻薬がありませんでした。最終配薬時点では、看護師Bと看護師Cがダブルチェックしており、麻薬帳簿と残数が一致していることも確認されていました。急いで病棟看護師が総出で、ゴミ箱、書類やファイルの隙間、衣類の中、配薬カートに紛れ込んでないか捜索しましたが、結局発見できませんでした。

((♀)) どうしてそうなった？

　病棟で医療用麻薬を取り扱う際は、鍵をかけた堅固な保管庫（麻薬金庫）で管理し、残数を記録・把握することが必要です。そのため、麻薬金庫から医療用麻薬を出し入れする際は、２名体制で行うなど注意深くする必要があります。

　この症例では、患者さんの医療用麻薬を準備する際に煩雑ななか作業をしていたなど、職場の環境整備が不十分であったことや、当事者の不注意により誤って医療用麻薬を廃棄した可能性が高いと考えられます。

((♀)) どう切り抜ける？

　医療用麻薬は、医療用に使用が許可されている麻薬であり、医薬品として製造・販売が承認されている医薬品です。「麻薬及び向精神薬取締法」で規制がされています。この法律により、麻薬に関する業務を行う者は、業態ごとに免許の取得が必要であり、輸入、輸出、製造から譲渡、譲受、患者さんへの投与に至るまで、その過程において記録することが義務づけられています。

　病院において医師が麻薬を施用する際は、医師が麻薬施用者の免許を取得しなければならず、院内に施用者が複数いる場合、麻薬管理者を置く必要があります。

　また、医療用麻薬は覚せい剤を除く麻薬以外の医薬品として区別し、鍵をかけた堅固な設備に保管します。譲り受けを行った際や処方のつど、麻薬の品名、数量および年月日を帳簿に記載しなければなりません。帳簿は最終記載日から２年間保存することが義務づけられています。

　このように、医療用麻薬を厳しく規制することで、盗難や紛失が生じた場合でも、速やかに事態の発覚を把握できます。

　今回の症例のように、医療用麻薬を紛失してしまった際は、都道府県知事に「麻薬事故届」（表１）を提出する必要があります。病棟内で紛失した可能性がある場所を探し、紛失に至った経緯を時系列でまとめ、原因を究明します。麻薬事故届には、事故が生じた麻薬の品名、数量、事故発生の状況など詳細を記入します。

　もしこれが盗難の可能性があれば、犯罪として捜査を受けることになるため、直ちに警察に盗難届を出す必要があります。

参考文献
1. 東京都保健医療局健康安全部薬務課：麻薬取り扱いの手引き 麻薬診療施設用－病院・診療所・飼育動物診療施設用－．令和5年7月改訂．https://www.hokeniryo.metro.tokyo.lg.jp/anzen/iyaku/sonota/toriatsukai/tebiki/homayaku.files/R0507_mayaku_shinryoshisetsu.pdf（2024/5/23アクセス）
2. 秋篠邦治：医療用麻薬の適正使用推進と乱用防止対策について．ファルマシア 2018；54（6）

表1 麻薬事故届（東京都保健医療局）

麻薬事故届

免許証の番号	第　　　　号	免許年月日	年　　月　　日
免許の種類	麻薬　　　　者		

麻薬業務所	所在地	東京都
	名　称	

	品　　名	数　　量
事故が生じた麻薬		

事故発生の状況 （事故発生年月日、 場所、事故の種類）	

上記のとおり、事故が発生したので届け出ます。

　　　　　　年　　　　月　　　　日

　　住　　所 （法人にあっては、主た
　　　　　　る事務所の所在地）

　　　　届出義務者続柄

　　氏　　名 （法人にあっては、名称
　　　　　　および代表者の氏名）

東 京 都 知 事　　殿

東京都保健所長　　殿

連 絡 先 電話番号	（　　　　）

（注）1　麻薬管理者のいる診療施設にあっては、麻薬管理者の住所、氏名とする。
　　　2　麻薬管理者のいない診療施設にあっては、麻薬施用者の住所、氏名とする。

東京都保健医療局健康安全部薬務課：麻薬取り扱いの手引き 麻薬診療施設用－病院・診療所・飼育動物診療施設用－.
令和5年7月改訂. 2023：58. https://www.hokeniryo.metro.tokyo.lg.jp/anzen/iyaku/sonota/toriatsukai/
tebiki/homayaku.files/R0507_mayaku_shinryoshisetsu.pdf（2024/5/23アクセス）より引用

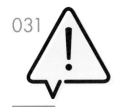

031 胸腔ドレーンをクランプしようとしたところ、ドレーン鉗子でなく、剪刃だったため、ドレーンを切断してしまった!

誤操作

山本 昌弘

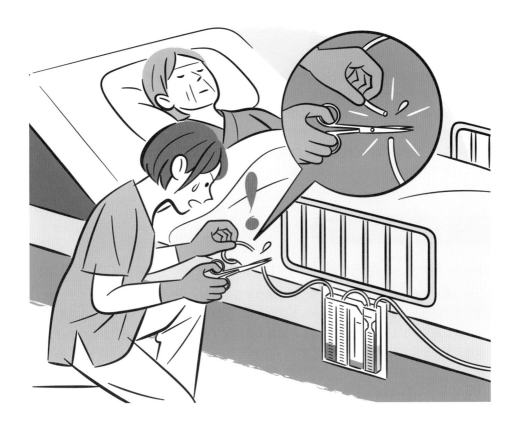

 ピンチを切り抜ける鉄則

胸腔ドレーン切断や接続外れなど胸腔内と大気が交通したときには、早急に交通を遮断し、肺の虚脱を最小限にとどめることが重要です。虚脱した肺が再膨張し、呼吸状態が改善できるよう、医師・スタッフと協働しながら迅速に対応します。

 POINT

胸腔ドレーンのトラブルは、気胸の増悪や緊張性気胸となり、ショックや心停止に至る恐れがあります。胸腔ドレナージの観察とともに、胸腔ドレーンの安全な管理を行い、呼吸器合併症を予防することが大切です。

症例

　右肺上葉切除後2日目の患者Aさん。術後経過良好のため、術後1日目にウォーターシールとなりました。術後2日目、担当医師より電話連絡があり、「胸腔ドレーンをクランプするように」との指示を受けました。指示を受けた看護師は包交車をAさんの部屋に持って行き、ドレーン鉗子でクランプしようとしたら、ドレーンが切断されてしまいました。持っていたのは、ドレーン鉗子ではなく剪刃でした。Aさんは頻呼吸となり、SpO_2は88%に低下し、呼吸困難を訴えた。

((♪)) 　どうしてそうなった?

　生体は息を吸う(吸気)と、胸郭が前後に広がると同時に横隔膜が収縮して下がり、胸腔内が陰圧となり肺が膨らみます。胸腔ドレーンが切断された状態では、胸腔内が大気と交通している状態のため、Aさんが息を吸うと空気が気管を通して肺に流入すると同時に胸腔ドレーンからも空気が流入します。このため、胸腔内の陰圧は消失し、肺は自身の弾性によりしぼんで虚脱してしまいます。胸腔ドレーンが留置されている肺の虚脱により換気障害が生じ、呼吸困難が出現します。また、咳受容体の刺激による咳嗽や壁側胸膜刺激による胸痛が出現することもあります。

((♪)) 　どう切り抜ける?

1. 胸腔ドレーンを早急にドレーン鉗子でクランプする

　胸腔ドレーンを切断した箇所から中枢側をできる限り早急にドレーン鉗子でクランプします。手元にドレーン鉗子がないときには、徒手的に胸腔ドレーンを屈曲させ、大気との交通を遮断します。徒手的に遮断しながら、スタッフに連絡し、ドレーン鉗子を依頼し、確実にクランプをします。できる限り早くクランプすることで、肺の虚脱を最小限にとどめることができます。

2. 呼吸器系を中心としたフィジカルアセスメントと　苦痛の軽減を図る

　患者Aさんの状態を把握するため、バイタルサインと酸素飽和度の測定を行います。呼吸器系のフィジカルアセスメントでは、呼吸困難や胸痛、咳嗽の有無を確認します(表1)。さらに、視診・聴診・触診・打診を行い、Aさんの状態をアセスメントします。肺の虚脱からの換気障害により低酸素血症となっているため、医師の指示に従い、酸素療法を開始します。また、呼吸困難に対し患者さんが安楽に感じる体位に調整し、酸素消費量を最小限に抑えるため安静を促します。

表1　呼吸器のフィジカルアセスメントの評価項目

視診	呼吸数・深さ・パターン、呼吸補助筋の使用の有無、頸静脈の怒張の有無、チアノーゼ
聴診	患側の呼吸音の減弱・消失
触診	患側胸郭運動の低下、音声震盪の減弱・消失
打診	患側の鼓音

3. 医師への連絡と胸腔ドレーン再挿入の準備を行う

　Aさんの状態観察を継続するとともに、医師に状態を報告し、必要な検査や処置の確認を行います。肺の虚脱が中等度以上であれば、胸腔ドレナージが必要のため、医師の指示に従い、胸腔ドレーン再挿入の準備を行います。

4. 頸静脈怒張や頻脈、血圧低下を認めたら、緊張性気胸を疑う

　緊張性気胸では換気が高度に障害され、胸腔内圧が上昇するにつれて上・下大静脈が圧迫され、静脈還流障害を起こします（表2）。その結果、頻脈・血圧低下・頸静脈怒張を認めます。緊張性気胸が起こると短時間でショック状態となり、心停止する危険性もあります。

表2　気胸の重症度

正常	胸部X線検査で、肺尖(肺の頂上)は胸膜頂に達する
軽度気胸	胸部X線検査で、肺尖(肺の頂上)は鎖骨より上にある
中等度気胸	胸部X線検査で、肺尖(肺の頂上)は鎖骨より下にある
高度気胸	胸部X線検査で、肺の虚脱が著しい

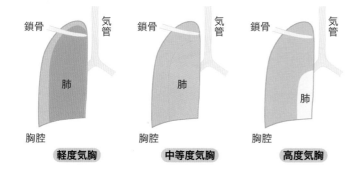

引用・参考文献
1. 右近清子：気胸．森山美智子，西村裕子，高濱明香編，エビデンスに基づく呼吸器看護ケア関連図．中央法規出版，東京，2012：92-96.
2. 佐藤憲明：胸腔ドレナージ．佐藤憲明著編，ドレーン・チューブ管理＆ケアガイド．中山書店，東京，2014：70-75.
3. 坂口浩三：気胸．医療情報科学研究所編，病気がみえるvol.4 呼吸器．メディックメディア，東京，2009：238-243.

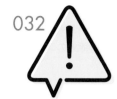

032

ノロウイルスで下痢が持続している患者さんの排泄介助を実施。患者さんの便がスクラブの下の長袖Tシャツに付着してしまった！

誤操作

石田 恵充佳

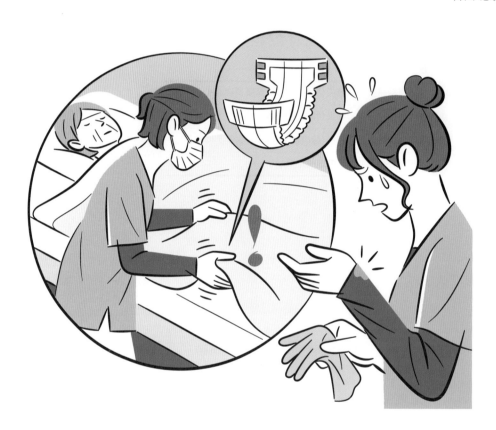

 ピンチを切り抜ける鉄則

ノロウイルスのように感染力の強い微生物を、「付着させない」「拡げない」ためには、汚染・伝播する可能性のある状況を作らないこと、標準予防策と経路別予防策の遵守が重要となります。

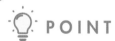 **POINT**

ノロウイルスは、非常に感染力の強い病原微生物です。万が一自身の衣服に汚染物が付着した際には、その後の対応を誤ると自身への感染だけでなく、他者への感染拡大の要因ともなり得るため、適切な対策が求められます。

症例

　Aさん、70歳代、女性。同居する娘が二枚貝（牡蠣）を食べた2日後に、嘔吐、下痢を認めノロウイルスによる胃腸炎と診断され自宅で療養されていました。その後Aさんも1日10回以上の水様便、嘔気・嘔吐があり、意識が朦朧とした状態となったため、救急外来に来院。診察を待っているときに、Aさんが便失禁したため、看護師BとCがおむつ交換を行いました。おむつ交換実施後、看護師Bはガウンを最初に脱衣し、次に手袋を外しました。手袋が便汚染していたために、スクラブ下に着ていた長袖Tシャツの袖口に便が付着してしまいました。また、おむつ交換時に汚染されたおむつをビニール袋に入れずに布団上に一時的に置きました。布団に便が付着していることに気づかずに、ケア後に布団に触れた際に看護師Cの手指、長袖Tシャツにも便が付着してしまいました。

((%)) どうしてそうなった？

　使用後の個人防護具（PPE）は、手袋から順に外していきます。しかし、この事例では、おむつ交換後、脱衣手順が適切でなかったため、手袋に付着していた便が長袖Tシャツを汚染しました、また、交換したおむつをすぐにビニール袋に入れずにリネン上に置いたことが汚染拡大の要因となりました。

((%)) どう切り抜ける？

1. ノロウイルスの感染経路を理解する

　ノロウイルスのヒトへの感染経路としては、経口感染、接触感染、飛沫感染、空気感染が挙げられます（図1）。ノロウイルスは非常に感染力が強く、感染者の吐物や排泄物には大量のウイルスが含まれていることから、ヒト、環境、衣服などからヒトへと拡がる二次感染に注意が必要となるため、感染経路を理解することが重要です。

図1　ノロウイルスの感染経路

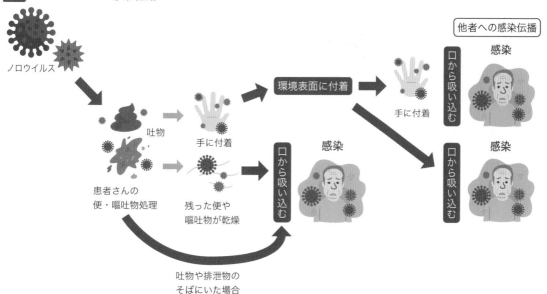

1）経口感染

　汚染された水や食品、牡蠣などの二枚貝などを十分に加熱せずに食べた場合や、ノロウイルスに感染した人が調理・配膳などをする際に、ウイルスに汚染された手指を介して感染します。

2）接触感染

　経口感染後、ノロウイルスはヒトの腸管で増殖し、嘔吐、下痢、腹痛などを起こします。感染者の吐物や排泄物に触れ、汚染された手指を介して感染します。また、感染者に付着したウイルスが環境、衣服、物品などを汚染することで、間接的に感染する場合もあります。

3）飛沫感染

　感染者の吐物や排泄物が床など環境に飛び散った際に、周囲でその飛沫を吸い込むことで感染します。吐物や排泄物を不用意に処理した際にも飛沫は発生するため注意が必要となります。

4）空気感染

　感染者の吐物や排泄物が適切に処理されないまま乾燥することで、ウイルスが空気中に漂います。これを吸い込んだり、衣服や身体に付着することで感染します。

2. ノロウイルスの感染対策を理解する

　ノロウイルスはヒトの手指、環境・衣服・モノに付着し最終的に経口から侵入し感染が拡大します。このことから、適切な手指衛生や防護具の使用、環境清掃、吐物や排泄物の処理を理解することが重要です。

　この事例のような衣服への排泄物汚染を防ぐためには、マスク、ガウン（エプロン）、手袋の着用など接触予防策で対応します。そして、防護具の脱衣時は、特に図2に示すような部分が汚染されるため、あらかじめスクラブ下のTシャツを肘上までまくるなど汚染を想定しておく必要があります。

　また、ウイルスの飛散を防ぐために、おむつ交換時は、周囲の環境の汚染による感染リスクを考慮し、汚染物を速やかにビニール袋へ入れ密閉して廃棄しましょう。

図2　脱衣時に汚染しやすい部位

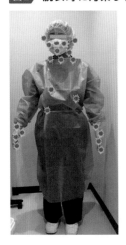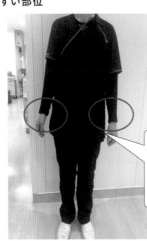

排泄物など処理時は、
衣服汚染を想定し、
袖をまくるなどあらかじめ
対策をしておこう！

3. ノロウイルス感染者の排泄物に触れた場合の
対処法を理解する

　嘔吐物や便で着用している衣服は感染源となります。周囲を汚染しないように速やかに脱いだ後にビニール袋に密閉しましょう。

　付着した排泄物を水洗いする場合は、洗浄後、環境汚染していることを理解し、洗浄後の消毒も実施しましょう。

　汚染したTシャツを職員更衣室や休憩室、トイレなどで脱衣し保管することが、他職員や患者さんへの感染拡大につながる可能性もあるため、二次感染リスクも考えた行動が重要になります。

引用・参考文献

1. 国立感染症研究所：ノロウイルス感染症．https://www.niid.go.jp/niid/ja/diseases/na/norovirus.html（2024/5/23アクセス）

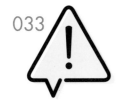

033

体位変換で抜けかかった
気管切開チューブを押し込んだ。
数分後、SpO₂が低下した！

誤操作

西本 陽介

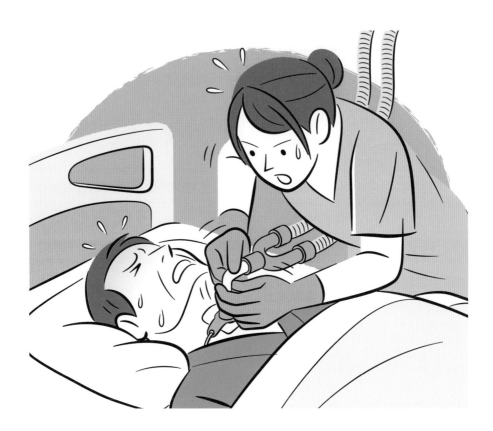

 ピンチを切り抜ける鉄則

　気管切開術直後は、気管切開チューブの逸脱・迷入が起こりやすくなります。そのつどチューブの固定に緩みがないか確認を行うことと、体位変換の際には必ずフランジ部分を固定してください。チューブの逸脱・迷入が疑われる状況に遭遇した場合には、速やかな応援要請と経口換気を行えるように日頃から意識して準備を行っておきましょう。

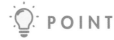 **POINT**

　気管切開術早期の気管切開チューブ逸脱・迷入は生命を脅かす状態に陥ります。そのため、気管切開術を受けた患者さんに対応をする際には、気管切開チューブの正しい管理方法と逸脱・迷入が起きたときの対処方法を理解しておく必要があります。

症例

　60歳代、男性、脳出血で入院中。3日前に気管切開術が施行されました。看護師2人で体位変換を実施した際にバッキングが生じ、気管切開孔から気管切開チューブのカフが見えたため、押し込んで位置の修正を行いました。その後、人工呼吸器の換気量低下アラームが鳴ったため気管吸引を試みましたが、吸引チューブが進まずに吸引できず、徐々にSpO_2が低下し始めました。

どうしてそうなった?

　気管切開チューブは経口用挿管チューブと比較して短く、張力が直接チューブに加わりやすいのが特徴です。そのため、強いバッキングや体位変換時などに人工呼吸器回路が引っ張られると逸脱する可能性があります。さらに、気管切開孔が安定するには2週間はかかるといわれており、今回は逸脱した気管切開チューブを押し込むことで皮下に迷入してしまいました（図1）。

図1　気管切開チューブの正常な位置と迷入した位置

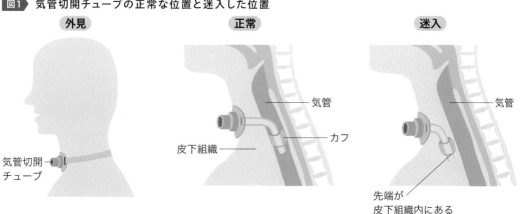

外見　　気管切開チューブ

正常　　気管　カフ　皮下組織

迷入　　気管　先端が皮下組織内にある

どう切り抜ける?

1. 気管切開チューブが逸脱・迷入しているかを判断する

　気管切開チューブの逸脱・迷入は外見からは見分けがつかないことが多く、逸脱・迷入を疑う所見（表1）を認める場合には気管切開チューブが気管に入っているかを確認する必要があります。気管切開チューブを留置している状態で、「カフが見えている」「換気が入らない」「SpO_2の低下」「吸引チューブが入らない」「呼気CO_2波形の変化または消失」などのサインを認めた場合には、気管切開チューブの逸脱・迷入を強く疑い、緊急コールを鳴らして応援を呼びましょう。

表1　気管切開チューブ迷入の所見

☐ 吸引カテーテルが気管切開チューブの長さまでしか入らない
☐ 胸郭の挙上が見られない
☐ 換気量が低下/換気できない
☐ 呼気CO_2波形が出ない/正常な波形ではない
☐ 気管切開部周囲に皮下気腫が出現している

2. 気管切開チューブが迷入した（と疑われる）場合には経口換気を行う

　気管切開チューブの逸脱・迷入は、ABCDEアプローチにおけるA（Airway）の異常であり、速やかに呼吸状態を把握して最も確実な方法で換気を行う必要があります。逸脱・迷入している気管切開チューブから徒手的換気を行うと換気できないだけでなく、皮下気腫や縦隔気腫を合併する危険性があります。この場合、最も確実な換気方法は経口からのマスク換気になります。バッグバルブマスクやジャクソンリースを用いて経口からの換気を実施しましょう。気管切開チューブの再挿入は迷入するリスクが高く、緊急処置として経口挿管が選択されるため準備も必要です。これらの物品は、緊急時に使用できるように、日頃から場所と製品に破損がないかを確認しておきましょう。

3. 気管切開チューブを逸脱・迷入させない工夫を行う

　気管切開チューブの紐に緩みがないかを確認し、体位変換や移動時には気管切開チューブ左右のフランジ部分を保持し、保持している手の手関節部分は患者さんに密着させて固定するようにしましょう（図2）。

　また、気管切開チューブの位置は正中になるように調整し、人工呼吸器回路などによって引っ張られないように調整します。頸部が後屈しても逸脱する危険性があるため、頸部の保持や枕の高さにも注意しましょう。患者さんの体格が大きい場合などは、一度の動作で動かすのではなく、段階的に動かすことで安全に実施できます。

図2　体位変換や移動時の気管切開チューブの保持方法

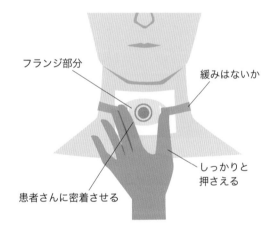

フランジ部分
緩みはないか
しっかりと押さえる
患者さんに密着させる

4. 患者さんに適した気管切開チューブを選択する

　気管切開チューブは、サイズや種類、メーカーによっても長さが異なります。また、るい痩や肥満など患者さんの体型によって、皮下組織から気管支までの距離もさまざまです。自施設にある気管切開チューブの特徴を把握して、気管切開前に医師と協議してチューブの選択を行いましょう。頸部のCT検査を行うことで気管支までの距離を計算することは可能です。

参考文献
1.　日本医療安全調査機構：医療事故の再発防止に向けた提言 第4号 気管切開術早期の気管切開チューブ逸脱・迷入に係わる死亡事例の分析．2018．https://www.medsafe.or.jp/uploads/uploads/files/teigen-04.pdf（2024/5/23アクセス）
2.　亀井優嘉里，大野峻，天津久郎：気管切開とその後の管理．多根総合病院医学雑誌 2022；11（1）：3-8．

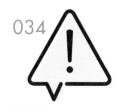

034

酸素療法患者がMRI出棟する際、ストレッチャーの下に酸素ボンベを入れたまま入室した

誤操作

増田 博紀

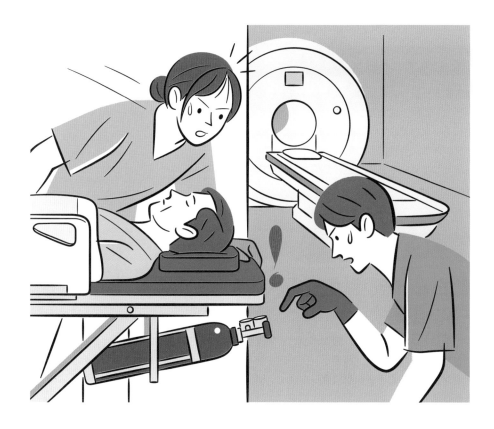

 ピンチを切り抜ける鉄則

MRI検査室に磁性体を持ち込んでしまった報告の多くは医療者です。安全対策として、チェックリストの活用、医療者2名でダブルチェック、金属探知機の活用など複数の対策を実施しても見落としが生じています。これは、他の安全管理でも同様ですが、医療者の思考力・集中力の低下や慣れによる手順の簡略化・ミスなどが原因です。「人はミスをする生き物」であることを忘れず、何重にも対策を講じておきましょう。

 POINT

MRI検査室に金属製品などの磁性体が持ち込まれれば、機器の破損や患者さんの外傷が発生する危険性が生じます。金属製品などの磁性体を持ち込んだ後では、取り返しがつかない事態に陥るため、持ち込み予防の取り組み強化が重要になります。

患者さんに金属製品などの磁性体を持ち込まないように教育・指導を実施することは重要です。

症例

　患者Aさんは意識障害で入院中。入院後、意識障害は改善してきましたが、腰痛と下肢のしびれを訴えたため、MRI検査を実施することになりました。AさんをMRI専用のストレッチャーに移乗する前に、看護師が金属製品や貼付剤などを身に着けていないことを確認しました。また、MRI検査室では、放射線技師と看護師の2名で、MRI検査前チェックリストを確認しました。その後、MRI検査室に入室しようとしたところで、検査室の中で待機していた放射線技師が、ストレッチャーの下に酸素ボンベがあることに気づき、慌てて入室を中止しました。

((ℚ))　どうしてそうなった？

　MRI検査前チェックリストには、ストレッチャーの下を確認する項目がありませんでした。また、MRI専用のストレッチャーには、酸素ボンベを設置する場所がないため「酸素ボンベが乗っているはずがない」という思い込みが生じていました。

　MRI検査室の前で、看護師と放射線技師の2名でMRI検査前チェックリストを確認しましたが、酸素ボンベの存在を見落としています。思い込みや慣れが検査前の確認を疎かにし、見落としにつながった可能性があります。

((ℚ))　どう切り抜ける？

1. 患者さんの安全が第一。患者さんの安全を守りつつ、直ちに退室する

　酸素ボンベを持ち込んだ時点で、酸素ボンベがMRI機器に引き寄せられる危険性があります。MRI機器に酸素ボンベが引き寄せられる際に、酸素ボンベが患者さんに接触することは最も避けなければなりません。MRI機器と酸素ボンベの間に患者さんが位置しないように、かつ、医療者の安全も守りながら、ストレッチャーごと急いで退室します。

2. 緊急停止ボタンの取り扱いは専門職種の指示に従う

　MRI検査室に金属製品などの磁性体を持ち込んだことに気づいても、MRI機器の取り扱いを熟知していない医療者が緊急停止ボタンを押すことには慎重になるべきです。MRI検査機器には、消磁・電源遮断・撮影停止・強制排気・検査寝台ロック解除など4種類程度の緊急時対応ボタンがあり、メーカーによってボタンの配置や押した後の反応が異なります。緊急事態に合わせた正しいボタンが使用されないことで、事故が生じた事例もあります。看護師もMRI検査機器の正しい取り扱いについての教育を受けておくことが望ましいでしょう。

3. 金属などの磁性体を持ち込んでからでは遅い！

　MRI検査室の中は、常時、磁場になっています。持ち込んでしまった酸素ボンベがMRI機器に引き寄せられてしまうことがあります。図1には送風機が吸着された様子を示しました。このように強力な磁気で引き寄せられるため、無理に抵抗せず、患者さんと医療者の安全を最優先に行動します。MRI機器に引き寄せられた金属製品などの磁性体は、そのままでは引き離すことができません。MRI機器から金属製品などの磁性体を引き

離すには、MRI検査室の磁場をいったん解除しなければなりません。その後、MRI検査を再開するためには、再度、磁場を整える時間が必要であり、数日〜1週間程度の時間を要します。その結果、検査や治療計画を遅延させてしまう可能性があります。

　他の安全管理と同様に、図2のように何重にも対策を講じておく必要があります。

図1 MRI機器に吸着された扇風機

ガントリ内に引き込まれた送風機

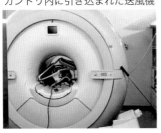

同型の送風機

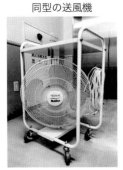

ガントリから取り出した後の送風機

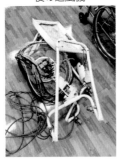

医療事故情報収集等事業　第66回報告書(2021年4月〜6月)より引用

図2 MRI検査室前で注意喚起を促す方法

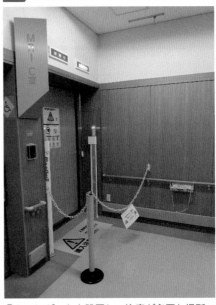

①入口にゲートを設置して注意が必要な場所であることを注意喚起
②ハンディタイプの金属探知機で患者付属品チェック
③入口の金属探知機でストレッチャーを含めて金属チェック

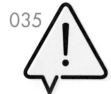

035

清拭の際、患者さんの背中にびらんが形成されているのを発見した。針の透明キャップが当たっていた！

誤操作

石井 光子

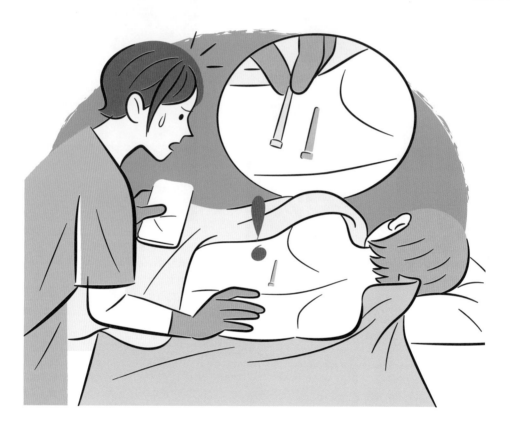

 ピンチを切り抜ける鉄則

　患者さんは常にMDRPU（医療関連機器褥瘡）の可能性に囲まれていることを念頭に置き、観察と環境整備を徹底することで、安心・安全の提供を行っていくことができます。

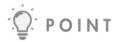 **POINT**

　患者さんはさまざまな医療機器やその関連物に囲まれて入院生活を過ごしています。間違った使用方法や管理をすることで、病気とは関係のない治療が必要になってしまう場合があります。医療関連機器褥瘡はその１つであり、医療者が注意することで予防できることが多くあります。

((ㅇ)) 起こった状況

症例

　胃がんのため入院した患者Aさんは、胃全摘の手術を受けHCU病棟に入室しました。夜間不眠を訴えたため睡眠薬を投与しています。翌朝に夜勤看護師が採血を行いました。Aさんは採血実施時には覚醒していましたが、その後すぐに再入眠し、日勤看護師が訪室しても入眠していました。バイタルサイン測定後、清拭をするために寝衣を脱ぐとAさんは背中に痛みを訴えました。観察するとびらんができており、同時にベッド上に針のキャップがあります。びらんの形はキャップの形と一致していました。日勤看護師はどう対応すればいいのか迷っています。

((ㅇ)) どうしてそうなった?

　Aさんは採血後も入眠しています。睡眠薬の影響で眠りが深かったため、痛み刺激に対する反応が鈍くなり、効果的な体位変換ができていませんでした。また、夜勤看護師は起床時間から忙しくなってしまい、一度覚醒したAさんに対して体位変換を実施していませんでした。そのため、採血終了後から背中とベッドの間に針のキャップが挟まっており(少なくとも4時間以上)、MDRPU(medical device related pressure ulcer:医療関連機器褥瘡)が発生した可能性があります。

((ㅇ)) どう切り抜ける?

1. MDRPUを知る

　MDRPUとは「医療関連機器による圧迫で生じる皮膚ないし下床の組織損傷であり、厳密には従来の褥瘡すなわち自重関連褥瘡(self load related pressure ulcer)と区別されるが、ともに圧迫創傷であり広い意味では褥瘡の範疇に属する。なお、尿道、消化管、気道等の粘膜に発生する創傷は含めない。」と定義されています[1]。注射針は管理医療機器・クラスⅡに分類される医療機器です。注射針のキャップはそれに付随しているものであるため、MDRPUと判断します。

2. MDRPU発生要因

　MDRPUの発生要因としては、機器要因、個体要因、ケア要因の3つがあります。発生概念図を提示します(図2)。今回の場合は、個体要因の感覚・知覚・認知の低下があるなかで、採血に使用した針のキャップを誤った管理方法を行ったことによって、外力低減ケアを提供できずに発生したものです。

3. 褥瘡治療

　MDRPUがある場合は、創傷の状態をDESIGN-R®2020を用いて評価し、日本褥瘡学会の作成している『褥瘡予防・管理ガイドライン-第4版』に準拠した局所管理を実施します[2]。
　今回はびらんが生じているため、真皮までの深さの創傷と考えます(図3)。洗浄後に軟膏や創傷被覆材の貼付を行い、痛みを軽減するケアを行っていきます。処置の前にAさんに状況を説明し、創部の写真を撮影し経過を評価していきましょう。

図2 医療関連機器褥瘡（MDRPU）発生概念図

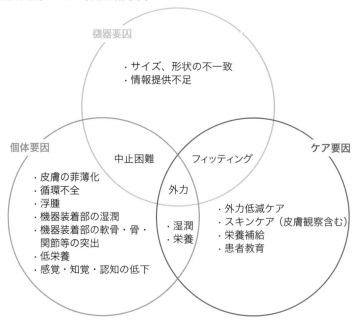

機器要因

・サイズ、形状の不一致
・情報提供不足

個体要因　　中止困難　フィッティング　　ケア要因

外力

・皮膚の菲薄化
・循環不全
・浮腫
・機器装着部の湿潤
・機器装着部の軟骨・骨・
　関節等の突出
・低栄養
・感覚・知覚・認知の低下

・湿潤
・栄養

・外力低減ケア
・スキンケア（皮膚観察含む）
・栄養補給
・患者教育

日本褥瘡学会：ベストプラクティス 医療関連機器圧迫創傷の予防と管理．照林社，東京，2016：16．より引用

図3 びらんは真皮までの損傷

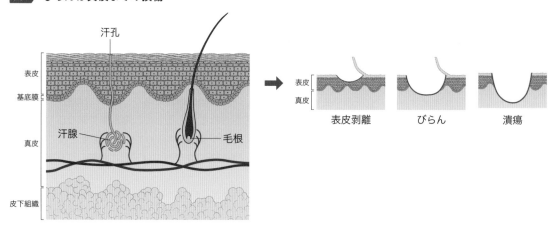

汗孔

表皮
基底膜

汗腺　　　　　毛根

真皮

皮下組織

表皮
真皮

表皮剥離　　びらん　　潰瘍

4. MDRPU再発予防

　今回のようなMDRPUを予防するためには、どのような管理が必要でしょうか。「MDRPU予防・管理フローチャート」を元に考えていきます（**図4**）。まずは、全身麻酔下での術後の患者さんが覚醒し、自発呼吸も安定していた場合でも、その後睡眠薬を使用した場合は、感覚・知覚の低下がある可能性があることを再認識する必要があります。

　また、針に比べてキャップに対する危険なイメージは少ないため、その管理に注意を払うのを忘れてしまいがちです。しかし、Aさんのような場合は、術後にドレーンや点滴ルート等の医療関連機器に囲まれています。それらによるMDRPUや自重褥瘡を予防するためにも、観察を行い、体位変換による外力低減ケアや、ルート類の管理を行っていくことが大切です。今回の症例を医療安全委員と連携しながら振り返り、ともに共有することで再発防止に努めていきましょう。

図4 MDRPU予防・管理フローチャート

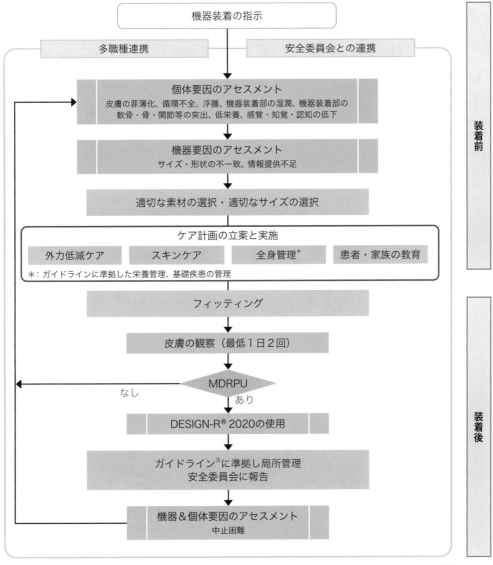

日本褥瘡学会：ベストプラクティス 医療関連機器圧迫創傷の予防と管理．照林社，東京，2016：20．より引用改変

引用文献

1. 日本褥瘡学会：ベストプラクティス 医療関連機器圧迫創傷の予防と管理．照林社，東京，2016：6．
2. 日本褥瘡学会：ベストプラクティス 医療関連機器圧迫創傷の予防と管理．照林社，東京，2016：19．

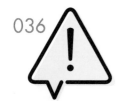

036

HFNC(高流量鼻カニュラ)使用中の患者さんが「鼻が痛い」と訴えた!

誤操作

赤石 直毅

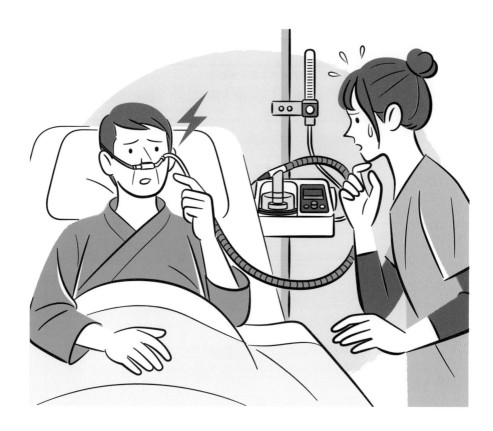

ピンチを切り抜ける鉄則

　HFNC管理における安全な加湿管理の最大のポイントは、蒸留水の交換のタイミングを逃さないこと、正しく蒸留水がチャンバーへ流入しているかの観察を行っていくことです。患者さんに投与している流量を念頭に置き、蒸留水がなくならないように準備を行い、常時加湿が期待できるようにしましょう。

POINT

　HFNCは高流量のため、十分に加温加湿されていないと鼻粘膜の刺激となり、痛みや出血などを引き起こします。装着前に十分に加湿すること、蒸留水をきらさないことが重要です。

🔊 起こった状況

症例

　患者Aさん。抜管後呼吸状態がやや不安定であったため、日中よりHFNC管理を行っていました。夜間帯にナースコールがあり、訪室したところ「鼻が痛くて眠れない」と訴えがありました。鼻の観察をしましたが、皮膚の損傷は見当たらず、何が原因かわからず看護師は対応に困ってしまいました。

🔊 どうしてそうなった?

　HFNCの加湿用の蒸留水がなくなってしまい、加湿されていないガスが鼻腔を介して流入し続けたことによって、鼻粘膜の乾燥・刺激による痛みを引き起こしていると考えられます。

🔊 どう切り抜ける?

1. 加湿用蒸留水ボトルの残量確認と 接続部のairキャップの開閉状況の確認を行う

　直ちに加湿蒸留水のボトルの残量の確認を行い、蒸留水ボトルの残量が少なければ蒸留水ボトルを交換します。また、蒸留水が十分にある場合は、airキャップが開いているか、チャンバーに蒸留水が流入しているか確認します(図1)。

図1▶ 接続部のairキャップの開閉状況の確認

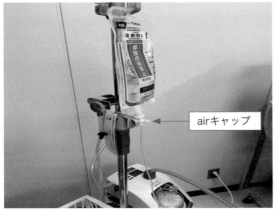
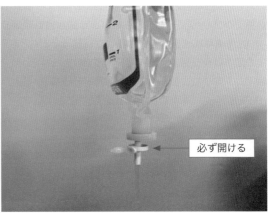

airキャップ

必ず開ける

　蒸留水が空になってしまうことを予防するためには、チェックリストを使用し、定期的な機器の作動状況の確認に加え、蒸留水の残量確認を行います。蒸留水がハードボトルの場合、ボトル内に空気が入らないと加湿器チャンバーに蒸留水が送液されません。したがって、ハードボトルの場合はairキャップが開いているかどうかの確認も併せて行っていきます。

　また、機器に使用する蒸留水の消費量は、設定温度や設定流量に比例して多くなるため、可能なら1L容量の蒸留水ボトルを使用して余裕を持たせるようにします(表1)。

MR290流量設定に対する蒸留水の使用時間の目安[1]

流量（L/分）	20	30	40	50	60
消費時間（時間）	19	12.5	9.5	7.5	6.5

2. HFNCは、患者さんへの装着前に加温加湿器のスイッチを入れておく

　加温加湿器は、「pass-over型」と言われる構造をしており、熱した鉄板の上でチャンバー内の蒸留水を温め気化させて加湿しています。一般的に、加温加湿器の電源を入れてから最大効力を発揮するまで通常5～10分程度要します。そのため、患者さんへの使用直前に電源を入れて使用すると、十分な加温加湿がされないまま送気することになってしまいます。装着前に加温加湿器のスイッチを入れ、送気ガスが温かいか確認してから患者さんに装着しましょう。

引用文献

1. 野口あすか：アセスメント・ケアのポイントは？．エキスパートナース 2021；37(15)：28.

参考文献

1. 梶原吉春：ハイフローネーザルカニューラの使用及び使用上の注意点について．Medical Gases 2021；21(1)：18-23.
2. 板垣大雅，西村匡司：経鼻高流量療法/ネーザルハイフローセラピー：生理学的効果．人工呼吸 2017；34(1)：9-15.

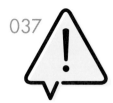

037

手術後、鎮痛目的で硬膜外カテーテルが挿入されて帰室したが、患者さんが痛みを訴えている！ ラインが閉塞していた！

誤操作

後藤 順一

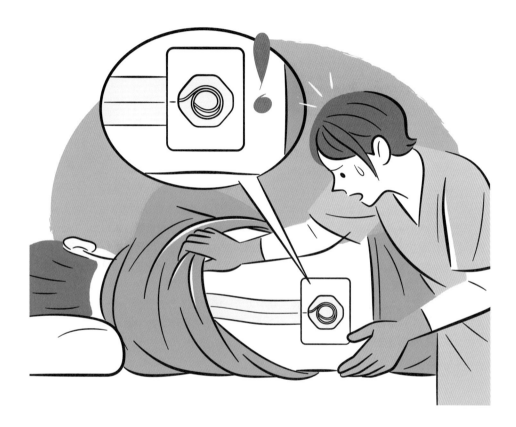

 ピンチを切り抜ける鉄則

薬剤が体に注入される場合には、薬が体内に入るまでカテーテルを目視で確認する必要があります。薬液ボトルの残量、チューブ接続部のコネクターの緩みや外れ、屈曲やクランプなどを確認します。硬膜外カテーテルの場合、刺入部のずれや薬液漏れなども確認します。

 POINT

手術後の患者さんには、さまざまなドレーンが挿入されたり、多くの薬剤が投与されていたりします。通常の薬剤点滴以外にも硬膜外カテーテルによって硬膜外腔への投与がされる場合もあります。個々のドレーンの目的や輸液投与内容とその効果を把握することが必須です。

症例

　S状結腸がんで前方切除術が行われた患者Aさん。その際、硬膜外穿刺を行い、硬膜外カテーテルから1％リドカイン4mLを注入しました。手術終了後、Aさんが痛みを訴えたため、1％リドカイン4mLを硬膜外カテーテルから自己調節硬膜外鎮痛(PCEA)によりボーラス注入し、持続投与量を増量しました。鎮痛効果がなく、痛みが増強していたため、さらに増量しました。しかしその後も除痛されることがなかったため、アセトアミノフェンを追加投与し、除痛ができました。

　勤務交替した看護師が、PCEAの残量が予定量より減っていないことに気づきました。PCEAのカテーテルの固定を確認したところ、固定用のテープ内に屈曲しており、PCEAがほとんど投与されていない現状が確認されました。

状況を詳しくみてみると

　状況を少し詳しくみてみましょう。S状結腸がんに対して前方切除術が行われた際、Th12-L1間より硬膜外穿刺が行われました。硬膜外カテーテルを皮膚面から12cm挿入し1％リドカイン4mLを注入しましたが、初回注入は容易でした。カテーテルは刺入部の付近で1回ループを作って、パッド付絆創膏で固定しました。術中、硬膜外カテーテルからの局所麻酔薬注入に問題はありませんでした。

　手術終了後、Aさんが覚醒し創部に痛みを訴えたので、鎮痛のために1％リドカイン4mLを硬膜外カテーテルから自己調節硬膜外鎮痛(PCEA)によりボーラス注入して持続投与量を増量しました。しかし、鎮痛効果はなく、痛みが増強している状況であったため、さらにPCEAの持続投与を増量しました。それでも除痛されることはなかったため、痛みがあるときの臨時指示であるアセトアミノフェンを追加投与しました。その後は除痛ができて、Aさんは入眠して経過していました。

　看護師が勤務交代時に、Aさんに投与される点滴類やカテーテル刺入部を確認している際に、PCEAの残量が予定量より減っていないことに気づきました。そこで、PCEAのカテーテルの固定を確認したところ、固定用のテープ内に屈曲した部分を触れました。固定テープを開封し屈曲した痕が観察され、それでPCEAがほとんど投与されていない現状が確認されたというわけです。

どうしてそうなった?

　痛みの有無にかかわらず、薬剤が体に注入される場合には、薬が体内に入るまでカテーテルを目視で順々に確認していく必要があります。その際は、薬液ボトルの残量は適切か、薬液のチューブ接続部のコネクトの緩みや外れはないか、薬液チューブの屈曲やクランプはないか、硬膜外カテーテルの刺入部に位置ずれや薬液漏れはないかなどを確認することが必要です。このように、患者さんへの薬剤が時間通り適切に投与されているかを定期的にチェックすることにより、薬剤が投与されていない事態が発生した場合には早期に発見できます。今回は、その確認不足といえます。

PCEA：Patient Controlled Epidural Analgesia

(((!))) どう切り抜ける？

　患者さんから痛みの詳細を聴取する必要があります。この場合の痛みの評価は、部位、程度、性質、関連性について行います。痛みの程度はNRS（Numeric Rating Scale）などの統一した評価スケールを用いて行うと増減がわかりやすいです。

　また、痛みの性質としては、体表面なのか内部の痛みなのか、刺すような痛みなのか、鈍痛なのかを確認します。関連性については、どのようなときに痛みが出現するのか、例えば、体を動かしたときや大きく息を吸おうとしたときなどのように、動きに関連しているのを確認します。これらの痛みの評価を行い、時間経過と薬剤効果をアセスメントすることが大切です。

(((!))) カテーテル挿入中の管理

　カテーテルが挿入されている場合の基本的な管理方法では、カテーテルや皮膚の観察やカテーテルの逸脱、固定による痛みの有無などに配慮することが重要です。確認事項を**表1**に示します。

表1　カテーテル挿入時に確認すること

- 刺入部の出血の有無を確認する
- 刺入部周囲の発赤、腫脹、出血、皮膚状態を観察する
- カテーテルおよび使用中のポンプ類に破損がないかどうかを確認する
- １週間以上の長期留置となる場合、ポンプとフィルターの交換を行う
- カテーテルの抜けがないかどうか、また挿入の深さを確認する
- 適切な投与量が維持できているかどうかを確認する
- カテーテルの屈曲や閉塞の有無
- 接続部位のポンプ類の外れがないかどうかを確認する
- 投与薬剤の副作用の有無
- 固定用のテープは毎日交換し、少しずつ固定部位を移動させ、同一部位への圧迫を避ける
- カテーテルの張力が直接コネクター部にかからないようにする

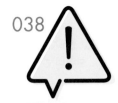

038

せん妄患者が、硬膜外カテーテルを自己抜去してしまった!

自己抜去

川口 千尋

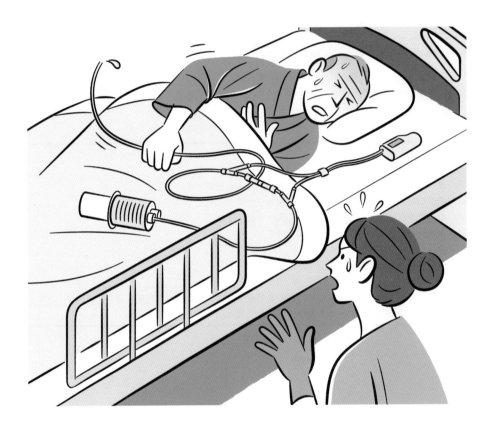

 ピンチを切り抜ける鉄則

　硬膜外カテーテル挿入の目的や原理・仕組みを理解しておくことで、カテーテルの予定外抜去時のさらなる合併症を予防できます。入院患者の20〜30％に発生すると言われているせん妄発生を予防する普段からのかかわりや、せん妄患者の継続的なアセスメントや対応を行うこと、カテーテル類の効果的な固定を実践することによって、カテーテルの予定外抜去を防ぐことができ、現場での落ち着いた対応が可能となります。

 POINT

　硬膜外カテーテルは、硬膜外鎮痛法を行う際に挿入されるカテーテルです。手術後、内服薬などでは鎮痛を図ることが困難だと予想される際に、持続的に薬剤投与を行い痛みの管理を行うことが目的です。硬膜外カテーテルはデルマトームに沿って、目的とする鎮痛範囲の中心となる椎間に挿入されます。鎮痛効果には優れていますが、合併症も起こります。

(◉) 起こった状況

症例

　Aさん、80歳代、男性。右上葉肺がんに対し、開胸で腫瘍摘出術を受けて帰室しました。入院が初めてで手術前から不安を訴えており、そわそわしている様子が見られていましたが、CAM-ICUは陰性で、せん妄なしの評価でした。手術後は手術をしたことを覚えていないような発言がありました。手術後の痛みの管理のため、硬膜外カテーテルから鎮痛薬の投与が行われていました。看護師が、術後観察を行うためAさんを訪室したところ、閉眼していたため、硬膜外カテーテルの刺入部・固定の確認を行わずにいったん部屋を退室しました。次に看護師が訪室した際には、ベッドサイドに自己抜去された硬膜外カテーテルが置かれており、Aさんは「傷が痛い」と言っています。担当看護師は、どう対応すればよいのかわからずにオロオロしています。

(◉) どうしてそうなった？

　今回の事例では、術前からせん妄のリスクアセスメントとマネジメントを行えていなかったこと、術後に挿入された硬膜外カテーテルについて患者さんに合った固定方法の工夫や、観察などの管理が適切に行えていなかったことが予定外抜去につながった原因だと考えられます。硬膜外カテーテル挿入中は、仕組み・原理を理解したうえで、計画外抜去を予防するための観察・対応が必要です。

(◉) どう切り抜ける？

　硬膜外カテーテルが計画外抜去されたときには、本来の目的である痛みの管理不良のほかに、カテーテル抜去に伴う血腫形成やカテーテルの破損などさまざまな合併症が起こります。優先順位をつけて解説していきます。

1. 硬膜外カテーテルに破損はないか観察を行う

　硬膜外カテーテルは、脊髄神経が皮膚に分布するデルマトーム（図1）に沿って、目的とする鎮痛範囲の中心となる椎間に挿入されます。硬膜外カテーテル抜去の際に注意するべきことは、カテーテルが破損なく先端まで抜けているかどうか確認することです。硬膜外カテーテル挿入の際に、硬膜外針でカテーテルが傷ついた場合や、患者さんの力により無理な力がかかることでカテーテルが途中で切れてしまう可能性もあります。このような場合には、カテーテルの一部が患者さんの体内に残ってしまう可能性があり、除去に外科的処置が必要になることがあります。

図1 デルマトール

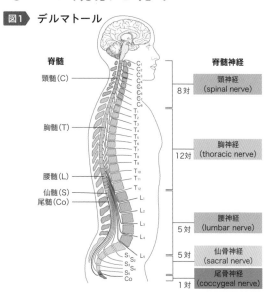

脊髄
- 頸髄(C)
- 胸髄(T)
- 腰髄(L)
- 仙髄(S)
- 尾髄(Co)

脊髄神経
- 頸神経 (spinal nerve) 8対
- 胸神経 (thoracic nerve) 12対
- 腰神経 (lumbar nerve) 5対
- 仙骨神経 (sacral nerve) 5対
- 尾骨神経 (coccygeal nerve) 1対

2. 硬膜外カテーテル自己抜去による神経症状の観察を行う

今回、Aさんは開胸での手術であったため、胸部の鎮痛を目的として胸椎（thoracic）Th4-8に硬膜外カテーテルが挿入されていることが予測されます。硬膜外カテーテル挿入時・抜去時の合併症である硬膜外血腫が形成されることによって、脊髄神経が圧迫され（**図2**）、脊髄神経障害を来すことがあります。起こりやすい神経障害の症状として、背部痛や下肢筋力低下、膀胱直腸障害があります。これらの症状の有無を観察し、合併症を起こしていないかどうか観察することが必要です。

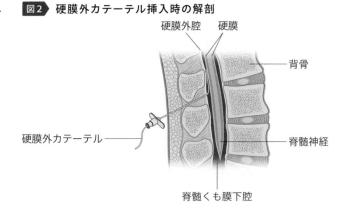

図2 硬膜外カテーテル挿入時の解剖

硬膜外腔　硬膜

背骨

硬膜外カテーテル

脊髄神経

脊髄くも膜下腔

3. 代替の痛みの管理方法を医師に相談する

硬膜外カテーテルが抜去されたということは、本来の目的である鎮痛薬の投与が行えず、鎮痛効果が得られないということになります。手術後の痛みの管理がうまく行えないと、早期離床の妨げやせん妄の促進因子につながり、入院期間が長期化することにもなるため、代替の鎮痛方法について医師と相談する必要があります。

4. せん妄のアセスメント・マネジメントと固定方法の工夫を行う（自己抜去予防のため）

せん妄発生には準備因子、直接因子、促進（誘発）因子の3つがあります（**図3**）。Aさんは手術前から手術に対する不安を訴えており、高齢で手術を受けたことは、せん妄発生の直接因子、準備因子、促進因子に該当します。せん妄の発生には、治療コンプライアンスの低下や在院日数の長期化という問題があります。手術前からのせん妄のリスクアセスメントや、療養環境を整え、患者さんが安全・安楽に療養生活を送れるように調整することが重要です。今回の事例では、術後にカテーテル刺入部の観察を行わず、患者さんに合った固定方法だったのかどうか（**図4**）を観察できていなかったのも、自己抜去につながった要因です。

図3 せん妄発生の3因子

準備因子
高齢
認知症、脳器質性疾患
薬物、アルコール

促進（誘発）因子
環境変化
不安
感覚遮断
臥床安静
睡眠障害
痛み

直接原因
手術侵襲
術中薬物
術後合併症、全身状態悪化

術後せん妄

図4 硬膜外カテーテルの固定方法

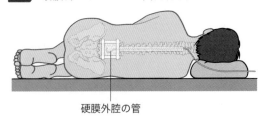

硬膜外腔の管

- 刺入部が観察できるように透明のフィルムを使用
- 背骨が動揺性が少ないため、背骨に沿ってチューブを固定
- フィルムは剥がれやすいためテープで補強

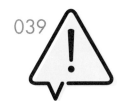

039

患者さんが抑制をすり抜けて、気管チューブを自己抜去してしまった!

自己抜去

岡村 英明

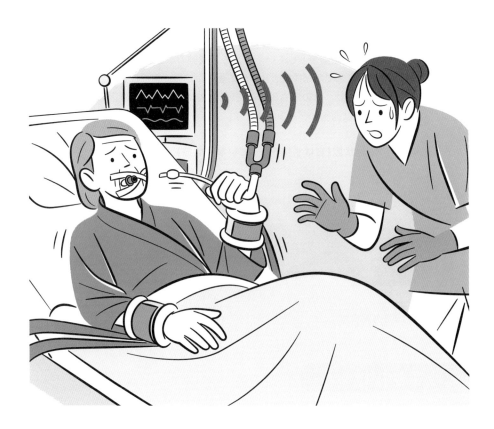

ピンチを切り抜ける鉄則

　自己抜去の最大の予防策はズバリ「適切なタイミングで計画的に抜去する」です。SAT（Spontaneous Awakening Trial）やSBT（Spontaneous Breathing Trial）といった人工呼吸器離脱プロトコル等を活用して、適切なタイミングで呼吸器離脱を目指します。

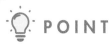 POINT

　身体抑制は、それ自体がせん妄を助長するリスクとなり、必ずしも自己抜去を予防できる最善策とはいえません。近年では、無気肺や誤嚥防止のために、浅い鎮静、そして頭側挙上した状態で過ごす時間も多く、倫理的側面を含めて、その必要性を適切に判断するとともに、使用の際は安全かつ有効な方法を考える必要があります。

(( )) 起こった状況

症例

　重症肺炎で気管挿管して人工呼吸管理中の男性患者Aさん。認知症もあり安静が保てず、計画外抜管のリスクから、鎮静・鎮痛薬の持続投与とともに両上肢を抑制されていました。担当看護師がベッドサイドを離れている間に呼吸器アラームが鳴り響き、見るとAさんはベッド上で足元にずり下がるように移動し、抑制帯をつけたまま挿管チューブを引き抜いています。

(( )) どうしてそうなった?

　この症例では、誤嚥防止のために頭側挙上していたところ下肢側の挙上が十分でなかったため、徐々に下方にずり下がり(図1)、抑制されたままで手が挿管チューブに届き、結果、自己抜去に至っています。気管チューブの計画外抜管率は3〜14%とされ、そのうち83%が自己抜去です[1,2]。その原因は、不十分な鎮静・鎮痛、不十分なチューブの固定や不適切な抑制などさまざまです。

図1 　ベッド下方にずり下がった状態(右はずり下がっていない状態)

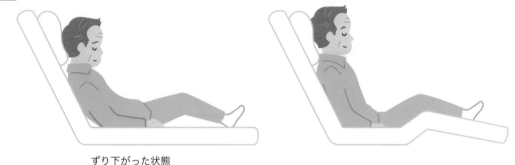

ずり下がった状態

(( )) どう切り抜ける?

1. 呼吸状態を観察する

　呼吸音や呼吸様式、回数、SpO$_2$などを観察します。計画外抜管では咽頭浮腫や誤嚥、咽頭損傷などを生じやすく、吸気時喘鳴(stridor)が聴取された場合、速やかな気道確保が必要となり、ひいては再挿管せざるを得ない場合もあります。また、陽圧換気から自然呼吸へ変化することや、咽頭痛などのストレスによる内因性カテコールアミン分泌により、頻脈、血圧上昇が生じやすく、血圧なども含めたバイタルサインの継続的な観察も重要です。

2. 応援を要請する

　呼吸状態を観察しながら、人を集めましょう。気道確保や体位の維持、補助換気しつつ医師へのコールや再挿管の準備など、多くのことを安全かつ素早く行うために人手が必要です。その場を離れず、大きな声で、もしくはナースコールなどを用いて応援を要請しましょう(図2)。

3. 気道を確保する

　抜管直後は誤嚥や咽頭痙攣、咽頭浮腫により上気道に狭窄や閉塞が生じやすいとされています。狭窄音を確認したら、頭部後屈顎先挙上法などによって気道を確保します（図3）。経口エアウェイ・経鼻エアウェイを使用する場合もありますが、かえって嘔吐や気道閉塞を助長させるリスクもあるため、慎重な判断を要します。他のスタッフや医師が到着次第、いつでも使用できるよう準備しておくとよいでしょう。また、唾液など分泌物が多いときは可能な範囲で顔を横に向けることで誤嚥を予防します。

4. 酸素を投与する

　マスク等を用いて酸素を投与します。特に、計画外抜管直後は気道の確保や自発呼吸が不十分なことが予想されるため、必要に応じてバッグバルブマスクやジャクソンリースなどを用いて補助換気を行います（図4）。また、唾液などの分泌物などが溜まっている場合は、口腔の吸引を行います。吸引自体が咽頭反射から嘔吐を誘発する可能性があること、また酸素投与・補助換気の中断を最小限に抑えるために吸引は必要最小限に行いましょう。

5. 再挿管の準備をする

　応援に駆けつけたスタッフの協力を得て、医師を呼び、気道確保、再挿管の準備をします。一連の薬剤やデバイスが揃っている救急カート、もしくは挿管困難事例にも対応できる器具を搭載したDAM（Difficult-Airway Management）カートは常に使用できるよう準備しておき、使用方法を熟知しておきましょう。

図2 ナースコールで応援を呼ぶ

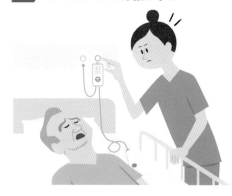

図3 頭部後屈顎先挙上法による気道確保

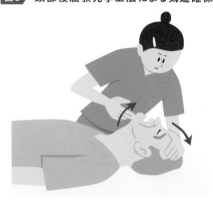

図4 バッグバルブマスクによる補助換気

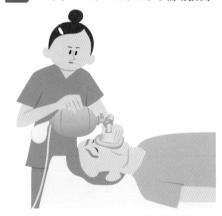

引用・参考文献

1．Boulain T：Unplanned extubations in the adultintensive care unit：a prospective multicenter study. Association des Réanimateurs du Centre-Ouest. Am J Respir Crit Care Med 1998；157(4 pt 1)：1131-1137.
2．Bambi S：Accidental extubation in intensive care units：what implications for nursing care? Assist Inferm Ric 2004；23(1)：36-47.
3．林淑朗，讃井將満編：特集 疼痛・興奮・譫妄．INTENSIVIST 2014；6(1)．
4．日本集中治療医学会，日本呼吸療法医学会，日本クリティカルケア看護学会：人工呼吸器離脱に関する3学会合同プロトコル．2015．https://www.jsicm.org/pdf/kokyuki_ridatsu1503b.pdf（2024/5/23アクセス）

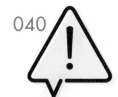

040

患者さんが胃管を
自己抜去してしまった！

金 姫静

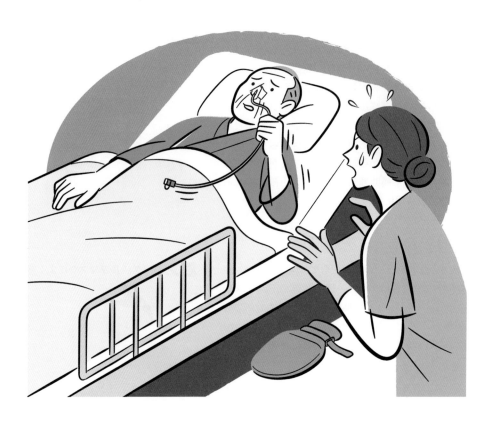

 ピンチを切り抜ける鉄則

　胃管抜去を防ぐポイントは、患者さんが危険行動を起こす前に何らかの徴候や行動を示していないか、患者さんの状態をアセスメントして対策をとることです。胃管留置は嚥下障害を悪化させる可能性もあり、胃管を早期抜去できないか検討することも重要です。

 POINT

　胃管を留置する目的は、ドレナージや経管栄養など患者さんによりさまざまです。治療上、胃管が必要な場合は、患者さんの状態をアセスメントし、できる限り苦痛を軽減・除去できるようにかかわる必要があります。

症例

　70歳代、男性、脳梗塞による右半身麻痺、嚥下障害があり、1日3回胃管から経管栄養中。左手で顔に触れる仕草があるため、左手ミトンを装着しています。消灯後、巡回時に手足を動かし覚醒していましたが、異常はないため、他患者のナースコール対応を行いました。看護師が30分後に訪室すると、左手で胃管をつかんでいる姿を発見しました。左手ミトンの留め具は外れ、ベッド下に落ちていました。

((♀)) どうしてそうなった?

　胃管を固定していた鼻の固定テープが外れ、左手で胃管をつかみ胃管は完全に抜けていました。胃管の抜去理由を確認すると、鼻の痒みと違和感を訴えました。担当看護師は、消灯前に胃管と左手ミトンの固定状況を確認しましたが、それ以降はミトンが装着されているか目で確認するだけで、固定状況は確認していませんでした。

((♀)) どう切り抜ける?

1. 胃管抜去による身体への影響

　脳梗塞による嚥下障害があるため、胃管抜去の際に胃液を誤嚥しやすく、誤嚥した徴候がないか確認する必要があります。呼吸音を確認し、ゼイゼイと喘鳴が聴診できる場合は、気管吸引を行います。吐物を吸引した場合は、誤嚥のリスクがあるため、嘔吐に備え回復体位（**図1**）にして、状態を観察します。時間の経過とともに呼吸数の増加、咳やむせ、分泌物の増加、SpO_2の低下がないかを見ます。呼吸困難感の出現や発熱が出現する場合は、誤嚥のリスクが高いため、医師に報告します。

図1 回復体位

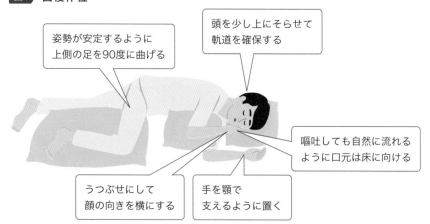

姿勢が安定するように
上側の足を90度に曲げる

頭を少し上にそらせて
軌道を確保する

嘔吐しても自然に流れる
ように口元は床に向ける

うつぶせにして
顔の向きを横にする

手を顎で
支えるように置く

2. 胃管抜去の原因を分析する

　胃管抜去の理由として、鼻の掻痒感と違和感を訴えており、左手で顔周囲に触れていたことから、胃管による身体的苦痛があったと考えられます。胃管は健側でなく麻痺側に固定し、胃管に手が届きにくいか、胃管固定により潰瘍ができやすい箇所は圧迫されないか、固定方法を工夫する必要があります（図2）。患者さんの皮脂や汗の分泌量、ひげの状況、テープの汚染具合などを確認し、胃管テープの交換頻度は適切かアセスメントします。清拭時には皮脂の取り除きすぎからドライスキンとなり掻痒感につながるリスクもあるため、保湿ケアを行い、刺激の少ない固定テープを選択する必要があります。

図2　胃管固定方法（クイックフィックス®使用例）

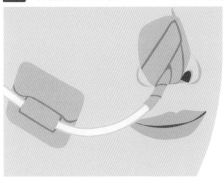

3. 不眠への対策

　高齢で脳梗塞があり、胃管留置による身体的苦痛に加え、不眠や入院環境、身体抑制などのストレスからせん妄を引き起こしやすい状況が考えられます。巡回時に患者さんが覚醒していると把握した時点でベッドサイドに付き添い、患者さんの思いや訴えを傾聴することや、ミトンを外す時間を設けるなど、入眠への介入を行うことで胃管抜去を予防できた可能性があります。抑制を継続する場合は、患者さんに適したミトンを選択できているか（図3）、抑制方法が適切か検討する必要があったと考えます。

　不眠が続く場合は、昼夜逆転のリスクも高いため、日中の活動を促し昼夜の生活リズムがつくように、せん妄予防の看護ケアを検討する必要があります。

図3　患者に合わせたミトンの選択

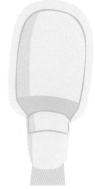

手全体を保護しやすい

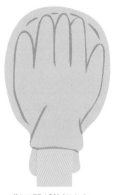

指の間が仕切られ、
ミトン内部で回転しにくい

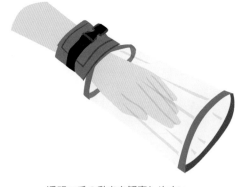

透明で手の動きを観察しやすい

4. 胃管再挿入のタイミング

　胃管を自己抜去した後、夜間帯に再挿入する必要があるかどうかを判断する必要があります。胃管留置は、嚥下障害により経口摂取が困難なため栄養摂取を行うことが目的です。嘔吐による誤嚥のリスクが低ければ、胃管再挿入のタイミングは経管栄養前でもよいか医師と相談します。また、胃管の苦痛が最小限になるように細めの胃管に変更することも対策の１つです。

参考文献

1.　日本耳鼻咽喉科学会：嚥下障害診療ガイドライン．金原出版，東京，2018．
2.　日本医療機能評価機構：医療事故情報収集等事業 第43回報告書．2015．https://www.med-safe.jp/pdf/report_43.pdf
　　（2024/5/23アクセス）

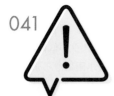

041 ポータブルトイレに1人で座ろうとした患者さんが尻もちをついた状態で発見された！

後藤 順一

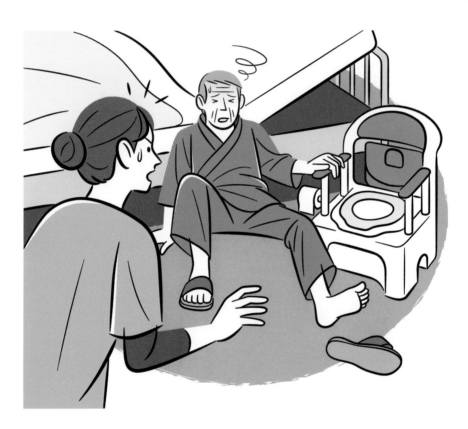

ピンチを切り抜ける鉄則

　排泄に関連する転倒を未然に防ぐためには、患者さんの排泄間隔を把握しておくことが有効です。患者さんの中には尿意や便意を感じにくくなっている方もいるため、1日の排泄サイクルを把握しておくと適切なトイレ誘導につながります。

POINT

　患者さんの生活環境と活動レベルをきちんと評価することが必要です。転倒の要因として、内的要因、外的要因、行動要因のどこに危険性があるかをアセスメントし、それぞれの要因に対する予防策を立てておくことも大切です。

症例

　患者Aさんは排尿時にポータブルトイレを使用していました。排泄の際は、ナースコールで看護師の介助を求めるよう受け持ち看護師は患者さんに説明していました。しかし、夜間に看護師がラウンドした際、Aさんがポータブルトイレの横で尻もちをついた姿勢でいるところを発見しました。

どうしてそうなった?

　誰でも自分のことは自分でやりたいと思うのはごく自然なことです。「トイレに自分の力で行けなくなったらもうダメ」という患者さんの声をよく聞きます。排泄という行為は尊厳や羞恥心に大きくかかわるもので、人間にとって行動レベルのバロメーターの1つといえます。尿意や便意があるときには看護師を呼ぶようにと説明していても、自分でしようとして転倒してしまう事例は多いです。排泄は日常生活で必ず行われる行動でもあるため、自身の容態や病状にかかわらず、できて当たり前のように思われているからです。

　ポータブルトイレへの移乗が不安定な患者さんが、ベッドサイドに置かれたポータブルトイレに移動する際に、ベッドとポータブルトイレの間に隙間があった場合に転倒転落が発生します。つまり、「移乗が不安定」という患者側の内的要因と、「ポータブルトイレの設置位置」という外的要因に、「排泄する」という患者さんの行動要因の3つの要因が重なることで発生したアクシデントです。そこで、この3つの要因の中の何が転倒の原因かをアセスメントしておいて対応策を考えることが必要です。

どう切り抜ける?

　転倒に遭遇したときには、まずは外傷の有無を確認します。転倒して外傷を負ったと思われる部位を確認します。傷害部位の圧痛や腫脹、機能障害の有無を確認します。特に、頭部に外傷を負ったかどうかの確認は重要です。

　また、その転倒が患者さん自身の運動機能の低下によるものなのか、または移動の際に新たな病態が出現して転倒に至ったものなのか、両面でアセスメントする必要があります。例えば、患者さんが尿意を感じて我慢ができずにポータブルトイレへ移動しようとした際に、脳血管障害が起こり転倒したという場合があります。転倒は脳血管障害による症状によって引き起こされた結果であり、根本の原因が見逃される恐れがあります。そのため、転倒場面を発見した場合には、転倒に至った経過もアセスメントして医師に報告する必要があります。

ポータブルトイレを使うとき

　ポータブルトイレを使用するときには、置きっぱなしにしないでそのつど設置するようにします。ポータブルトイレで排泄する際は、ベッドの高さと座面の位置を合わせ、排泄時にしっかりと足底が床につくか確認をしましょう（図1）。また、トイレットペーパーや清掃用品などは手の届きやすいところに置きます。排泄時はカーテンを閉めるなどして、プライバシーに配慮しますが、必ず手元にナースコールを置き、何かあったときはすぐに連絡するように説明をしておくことが大切です。

　ポータブルトイレの蓋を背もたれのように使用すると、後面へ転倒する可能性があります。そのためポータブルトイレの位置を調整し、背面は壁につけて後ろへ転倒しないようにします。

患者さんのADLを看護師だけでなく患者さん本人もよく知って、ここまではできるけどこれ以上の行動は事故につながること、そしてリハビリテーションによる訓練が必要であることなどを共有しておくことも大切です。

図1 ポータブルトイレの座り方の目安

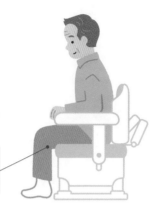

使いやすい高さの目安：下腿長に合わせる
下腿長＝足の裏からひざ裏までの長さ

膝を直角に曲げて座って、
足の裏の全面が床につく。

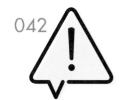

採血時、どうしても血管を確保できない！

看護手技

石田 恵充佳

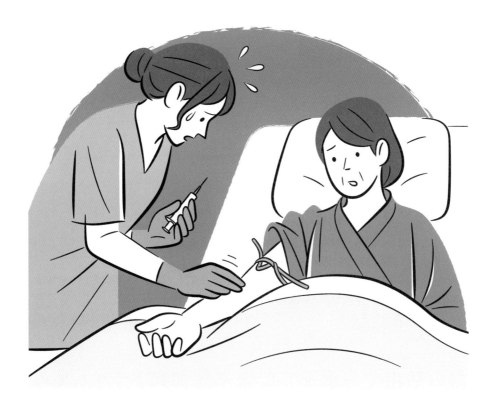

ピンチを切り抜ける鉄則

血管がなかなか探せない場合は、重力や保温などの基礎的な方法を試しつつ、駆血帯を巻く位置や圧迫具合を調整してみましょう。自身での採血が難しいと判断した場合は、患者さんや検査結果に影響が出ないことを優先し、無理をせずに採血者を変わってもらいましょう。

POINT

採血時に血管が確保できないと、「何とか採血したい」ということだけに集中してしまうことがあるかもしれません。しかし、自身での採血が難しいと思ったならば、患者さんの苦痛や検査結果への影響を考慮し、採血者を代わってもらうことも必要です。

(((!))) 起こった状況

症例

　Aさん、40歳代、女性。2日前より腹痛、嘔気、嘔吐があって飲食できず、市販薬で様子を見ていましたが症状が改善せず来院。急性虫垂炎、穿孔性腹膜炎の診断で緊急入院となりました。入院時の体温は39℃、脈拍90/分、呼吸数20回/分、BP85/62mmHg（入院前は100/60mmHgくらい）。

　入院翌日、担当の看護師は血管が確保できず採血に難渋していました。Aさんは、「もともと血管が見えにくいけど、ここ（右手正中）だととれる」と話してはいましたが、2回の穿刺でも採血できず、採血担当者を変えてトライし、3人目の挑戦でようやく採血できました。

(((!))) どうしてそうなった？

　Aさんは、入院前から血管が見えにくく、採血が難しい方でした。今回は、低い血圧や入院前から飲食ができていなかったことにより血管が細くなったこと、腕の皮下脂肪の厚さや浮腫等が関連して採血に難渋したと考えられます。

(((!))) どう切り抜ける？

1. いつもどこから採血しているか患者さんに聞いてみる

　患者さんの四肢を駆血した際に、血管の走行を目視で確認できる患者さんとできない患者さん、血管の弾力を感じられる患者さんと感じられない患者さんがいます。また、たとえ血管を目視できて弾力が確認できたとしても、針刺入時に血管が逃げてしまい採血できないこともあります。患者さん個々の血管の太さ、深さ、硬さの違い、体内の水分出納バランスや血圧の高低なども血管確保に関連することから、採血が必要な患者さんに「いつもどこの血管で採血をされることが多いですか」と聞き取りし、それを手がかりに採血できそうな血管を探してみましょう。

2. 重力の活用や保温をした後に採血にトライしてみよう

　採血する血管を見つけられないときには、採血側の腕を心臓よりも下げて重力でうっ血させたり、温かいタオルなどで数分温めることで血管が拡張し見つけやすくなる場合もあります。

3. 血管が見つけられないときは、
　採血する人を替えてみよう

　血管が確保できないと、採血することばかりに意識が行ってしまい、患者さんの苦痛を考えられなくなったり、不適切な手技につながることもありがちです。このようなことから、以下のような不適切な手技とその理由を理解し、血管が確保できないときは無理をせずに、採血する人を替えましょう。

1）血管が見えないからといって駆血帯を強く巻かない

　血管が見えないときに、駆血帯を強く巻くことは避けなければなりません。強く締めすぎると、動脈血流の途絶や皮下出血（図1）の要因となるからです。長い駆血時間は、血液中の水分を組織中に移動させ、血液の性状に変化を起こすこともあります。さらに、駆血帯を強く巻きすぎたり、時間をかけて採血をした場合は、血

管内皮や血小板が刺激され、血液凝固検査にも少なからず影響を与えると考えられています[1]。このことから、駆血帯を巻く圧や駆血時間、採血にかける時間が及ぼす影響も考えましょう。

2）採血時の「グーパー」や「力強く握る」「採血部位を叩く」行為はしない

駆血帯を巻いた後に、手を握ることで表在静脈が確認しやすくなります。しかし、グーパーを繰り返す（クレンチング）や長時間力強く握る（ハンドグリップ）ことで、筋細胞からカリウムが放出され、血中のカリウム濃度が上昇します[2]。また、採血部位を「パシ、パシ」叩く行為も、叩く程度によっては溶血を起こし、血中のカリウム濃度上昇につながる場合もあるため避けなければなりません。

3）刺入後に逆血がないときは血管を探らない

針先が血管内に入らないときに、引いたり押したりして探すと神経に触り、痛みや不快感を伴う人も少なくありません。また、血管内を探ることで、内出血や、まれに動脈損傷の要因となる可能性もあります。逆血がないときは深く血管を探らずに抜針しましょう。

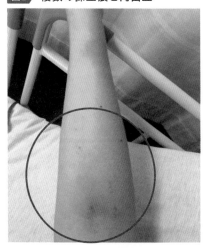

図1 複数の採血痕と内出血

引用・参考文献
1. 川田勉：駆血帯を強くしすぎてはいけない. 臨床検査禁忌・注意マニュアル. Medical Technology 2001；29(13)：1396-1397.
2. 櫻井博文：採血時に手を開いてふたたび強く握る操作（クレンチング）長すぎ強すぎのハンドグリップは極力避けなくてはいけない. 臨床検査禁忌・注意マニュアル. Medical Technology 2001；29(13)：1397.
3. 山川早百合：採血の際，深く血管を探ってはいけない. 臨床検査禁忌・注意マニュアル. Medical Technology 2001；29(13)：1398.

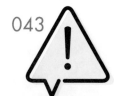

043 2人の患者さんの心電図モニタのアラームが同時に鳴った!

多重課題 まわりにいる看護師は自分だけ、どちらのアラームから対応するか迷った!

和田 直子

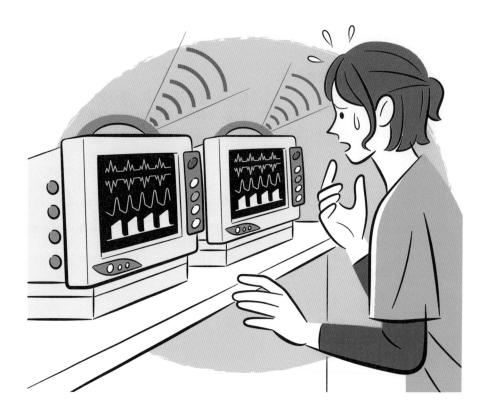

ピンチを切り抜ける鉄則

　不要なアラームが鳴らない個別設定を日常的に行いましょう。その上で、アラームがどの程度、急変につながる可能性のあるアラームなのかによって対応の優先順位を決めておきます。心電図は、心臓の動きを画面上に表しているだけです。心電図波形を見て心臓の動き・血液の流れ(循環)を想像し、対応の優先順位を判断しましょう。

POINT

　実際の現場では、心電図のモニタリングをしている患者さんが1人ということはあまりなく、何人かの患者さんのアラームが同時に鳴るということは、日常的に遭遇する場面です。対応の優先度をどのように判断すればよいかが重要です。

症例

　夜勤での勤務中、心電図モニタのリコール確認をしていると、同時に２つの心電図モニタのアラームが鳴りました。ナースステーションにいるのは自分だけなので、１人で２つのアラームへの初期対応をしなければいけません。どちらのアラームから対応すればよいか優先順位の判断に迷ってしまいました。

((ℚ))　どうしてそうなった？

　心電図は心臓の状態を非侵襲的かつ持続的に伝えてくれる非常に便利なモニタの１つです。入院中の患者さんは、手術や感染症などの侵襲を受け、発熱や痛みなどさまざまな症状を訴えます。心電図モニタリングは、心疾患で入院中の患者さんだけでなく、多くの患者さんの循環への影響を把握するために行われています。そのため、同時にアラームが鳴るということはよくあることです。

((ℚ))　どう切り抜ける？

1. 不要なアラームと判読しづらい波形への対処

　まず、不要なアラームが鳴らないようなアラーム設定を患者さんに合わせて行うことです。そして、「正しく・きれいな波形」がモニタリングされるような工夫をします。これだけでも不要なアラームが減り、「オオカミ少年アラーム」にならず、モニタへの信頼度が上がります。それが、ひいては患者さんの状態変化の早期発見につながります。具体的には以下のような対応を心がけます。

1）正しくきれいな波形をモニタリングする

　以前に行った心電図モニタのアラーム調査では、「真実はたったの４割で６割が嘘」という結果が出ていました。６割を占める「嘘アラーム＝オオカミ少年アラーム」の要因は、患者要因と機械（医療機器：モニタ）要因に分けられます。そのほとんどが体動によるアーチファクト（患者要因）で、発生時間も患者さんが活動している日中でした。そこで、普段から正しく綺麗な波形をモニタリングする習慣をつけましょう（表１）。

表1-①　心電図波形が正しくモニタリングされない要因とその対応：患者要因

患者要因	対応
体動（筋電図＝アーチファクト）	フィルター機能の使用、電極貼付位置の見直し（赤の電極を体動の影響を受けにくい鎖骨上にする）、移動する患者さんには送信機を入れるポシェットを使用する
痩せているため電極の密着度が悪い	電極は密着する部位を選択して貼付する（骨上は避ける）
皮膚の乾燥（皮膚とモニターとの密着度）	水拭きして貼付する
皮膚の油脂量が多い	水拭きして貼付する

表1-② 心電図波形が正しくモニタリングされない要因とその対応：機械要因

機械要因（管理側：看護師要因）	対応
正しい位置に電極がつけられているか	赤色の電極位置は右鎖骨の上に貼付し、赤と緑の電極は心臓を挟み、なるべく距離を保つ ＊緑の電極は左側胸部に貼付するが、この部分は筋肉のノイズが混入しにくい。筋電図が混入する原因の多くは、赤の電極に問題がある。筋電図のノイズを拾うときは、赤の電極の位置を鎖骨上など、ノイズを拾いにくい位置に変更する
モニタ装着（電極貼替）後に波形学習させていない	QRS波形を学習させるため、装着直後に波形学習を行う
電極交換時はすべて交換しているか	電極の使用期間の差で電位差が生じることがあるため、できれば同じタイミングですべてを交換する
患者さんに応じたアラーム設定になっているか	医師の指示などを考慮して個別設定を行う

　また、患者さんに応じたアラーム設定にすることも大切です。心拍数の上限やもともと心房細動ならそのアラームをOFFにしておくなどです。

2. 不整脈アラームが同時に鳴るとき

　心電図モニタのアラームには、直ちに対応しなければ生命が危険な状況になるものもあり、どの程度、急変につながる可能性のあるアラームなのかによって対応の優先順位が決まります。

　看護師の仕事は、波形を見て心房細動や心室頻拍を診断することではありません。しかし、心電図波形を見て心臓の動きと血液の流れ（循環）を想像する能力は必要です。心電図波形から血液循環が想像できれば、対応を急ぐかどうかは自ずとわかり、優先順位に迷いません。

1）心電図波形を見て心臓の動きと血液の流れ（循環）を想像する

　心電図のP波、QRS波、T波にはすべて意味があります。P波は心房の興奮、QRS波は心室の興奮、T波は心室の興奮の回復を示しており、心電図の横軸は時間、縦軸は電位の大きさ、興奮の強さになります。P波がない波形を見たら心房の収縮がない分、1回拍出量（以下、SV）は2割程度落ちているというように、血液循環を想像します。P波とQRSに連動性がなければ、心房と心室の収縮に連動がないため、血液の貯留のないタイミングで心室が収縮し十分なSVが確保できないということです。

　血液循環を維持するために、最も大事なのは、適切なタイミングでの心室の興奮です。SVの約7～8割は心室が担っています。心室の興奮の波形であるQRSがタイミングとともに最も大事ということになります。

2）優先順位の考え方

　①QRSがあるか（QRSの形）
　②心拍出量（SV×心拍数）に大きな要素を占める心拍数が極端に少なくないか
　③心房と心室の連動があるか（正しいタイミングでの収縮）
　④デッドアラームの場合は、患者さんの元にとにかく向う（不要なアラームを除いて）

3）心室性期外収縮（QRS波）危険度の把握に役立つLOWNの分類

　LOWNの分類（表2）は、心室性期外収縮の重症度を虚血性心疾患の患者さんから算出したデータです。既往のない人にも応用でき、危険度を把握しておくと優先順位の判断に役立ちます。

表2 LOWNの分類

Grade	心室性期外収縮
0	なし
1	散発性（1個／1分または30個／時間以内）
2	頻発性（1個／1分または30個／時間以上）
3	多源性（多形性）
4a	2連発
4b	3連発
5	短い連結期（R on T）

4）判読に時間をかけずにすぐに患者さんの元に駆けつけなければいけない危ない不整脈

　下記に示す不整脈のアラームが同時に鳴った場合は、すぐに応援を呼ぶと同時に患者さんの元に駆けつける必要があります。「歯磨きVT」などと呼ばれる偽性VTの可能性もありますが、波形を見てQRS波があるかどうかなどと判読に時間をかけるのではなく、まずは訪室して意識があるか、脳循環の評価を行います。循環への大きな影響がないことがわかってから、心電図を判読するのでも十分に間に合います。

　①pulseless VT（パルスレスVT）：無脈性心室頻拍、多形性心室頻拍（TDP）：**図1**
　②VF（心室細動）：**図2**
　③心静止（asystole）
　④PEA（無脈性電気活動）：**図3**

図1 VT波形（TDP）

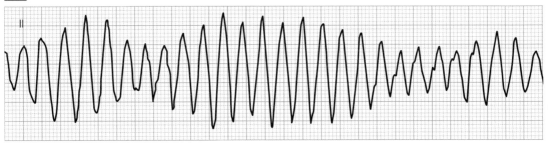

　VTには、①非持続性心室頻拍（NSVT）、②持続性心室頻拍（SVT）、③促進性心室固有調律（AIVR）、④多形性心室頻拍（TDP）の4種類があります。その中で最も怖いのが、TDPになります。「多形性」の「心室頻拍」で小さい波形から大きい波形まであり、全体的にねじれたような形が特徴です。TDPは臨床で滅多に見かけることはありませんが、心室細動に移行しやすいと言われており、危険度が最も高いです。

図2 VF波形

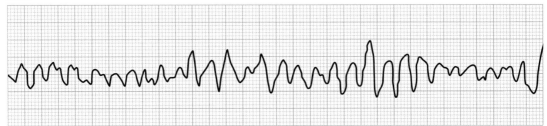

　最も危険な不整脈になります。心室がプルプル震えていて、収縮がまったくできていない心停止と同じ血行動態になります。直ちに胸骨圧迫を開始し、除細動（AED）をかけないと止まりません。

図3 PEA波形

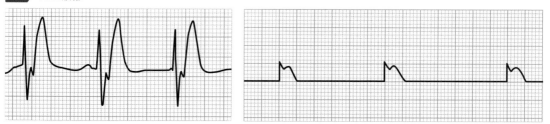

PEAは日本語で無脈性電気活動と言います。その名の通り「電気活動はあるが脈はない状態」です。もっとわかりやすく言うと、心電図波形があるのに、脈が触れない状態です。PEAには決まった形はなく、院内PEAの原因は、循環血液量減少や低酸素血症が多いと言われています。

図4

偽物VT　　　　　　　　　　　　　　　　偽物VF

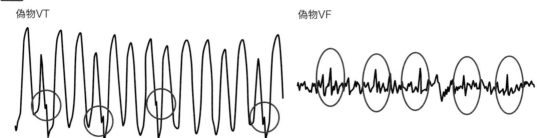

VT・VFのような波形の中に規則的なQRS波（丸の部分）が隠れている。

　VT・VFのまぎらわしい波形を**図4**に示しました。

　実際の病態と合わせて考えることも必要です。著しく心機能が低下し非持続性心室頻拍（NSVT）が出現している場合などは、持続性心室頻拍（SVT）に移行するかもしれない、疾患や薬剤の影響でQT時間が延長している患者さん（短い連結期）は、RonTから心室細動や心室頻拍に移行するかもしれない、などのことが、病態から予測できます。

　危険な不整脈の出現リスクがある患者さんを把握し、スタッフへの注意喚起としてモニタの患者さんの氏名を書くテープの色を変えるなどの工夫をしている病棟もあります。

　また、アラーム出現時にすぐに駆けつけられるように、モニタの患者ラベルに病室番号を記載するなどの工夫もよいかもしれません（部屋移動をしたときに書き直すのを忘れるリスクはありますが…）。また、あらかじめ危険な不整脈出現リスクが高いことを医師と共有している患者さんには、ベッドサイドモニタを使用するとよいでしょう。

参考文献
1. 鈴木まどか：心電図ノート．照林社，東京，2015.
2. 谷村伸一：心電図モニター．へるす出版，東京，2018.

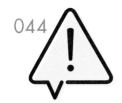

044

治療食を対象外の患者さんに配膳してしまった！

誤配膳

後藤 順一

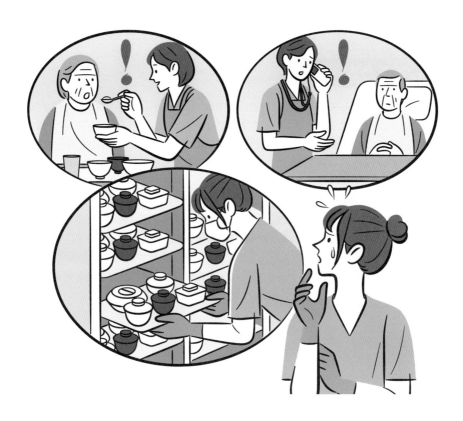

 ピンチを切り抜ける鉄則

　別の患者さんの食事を摂取してしまった場合、直ちに患者さんのアレルギー歴と既往歴を確認します。アレルギー等がある場合は、最悪の場合を想定して気道確保やエピネフリンがすぐに投与できる状況にあるかを確認しておきます。

　食事形態の違う食事を摂取した場合には、最悪の場合は、誤嚥や窒息が起こりうるため、気道確保や吸引の対応ができるかどうかを確認しておきます。

 POINT

　誤配膳しないためには、配膳の方法や食事表札（食札）の記載内容を確認することが必要です。誤って別の患者さんの食事を摂取してしまった場合は、誤った食事による影響をアセスメントすると同時に、アレルギーなどの緊急の場合の対応を知っておかなければいけません。

(((!))) 起こった状況

症例

　朝食配膳のときに、配膳車にはA病室とB病室の食事が上下の段で載せられていました。看護師は配膳の際、患者さんの氏名の確認を怠ってしまい、A病室の患者さんに下段にあったB病室の患者さんの食事を配膳してしまいました。介護福祉士はB病室の患者さんの食事がないことに気づきましたが、「検査で食止めかな」と思い確認はしませんでした。A病室の患者さんは嚥下障害があり嚥下訓練食を摂取していましたが、配膳された食事形態はキザミ食でした。食事介助していた介護福祉士も食事形態が変更になったと思い、気にせず食事介助を開始しました。しかし、B病室の患者さんは糖尿病のため治療食を摂取していたため、栄養課に連絡し、新たな食事を準備してもらいました。

(((!))) どうしてそうなった？

　食事の配膳はどのように確認して行われているでしょうか。患者氏名、病室、食形態、指示内容を誰といつどのように確認しているかを認識する必要があります。どれか1つでも確認の漏れがあったり、不十分であったりした場合に誤配膳が発生します。看護師だけが配膳業務にかかわる施設もあれば、看護補助者や介護福祉士などがかかわる施設もあると思われます。ただ食事を配る作業といっても、他職種との共同作業であり、意思の疎通が必要です。スタッフ間で食事内容を確認する際には、お互いに声を出して指差し確認を行うことが大切です。また、患者さんに協力してもらい、ご自分でお名前を確認してもらうことも有効です。意思疎通が困難な患者さんや小児の場合には、確認作業を強化することをスタッフ間で決めておく必要があります。

　可能であれば、栄養士との協働も必要です。食札には、食事形態、禁食・アレルギー、個別対応などさまざまな情報が書かれていることがあります。人が一度に認識できる項目数や絶対判断の精度などを考えたとき、人間の情報処理能力には限界があります。小さな食札に多くの情報が記載されていると覚えきれないため、食札をひと目でわかるように工夫することも、誤配膳を防ぐ要素の1つです。

(((!))) どう切り抜ける？

　万一、誤配膳されてしまったことがわかった場合は、下記の情報を確認します。
①間違った食事をどの程度食べてしまったか
②アレルギーの有無
③現病歴：食事内容による影響を確認
④食事形態：患者さんへの影響を確認
⑤検査・治療への影響

　これらによる影響が確認された場合には、病態に影響が及ぶこともあるため、バイタルサインを確認するとともに、食事を中断し、医師に報告します。

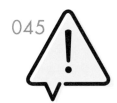

045

患者さんの個人情報を書いた
メモを紛失してしまった！

紛失

増田 博紀

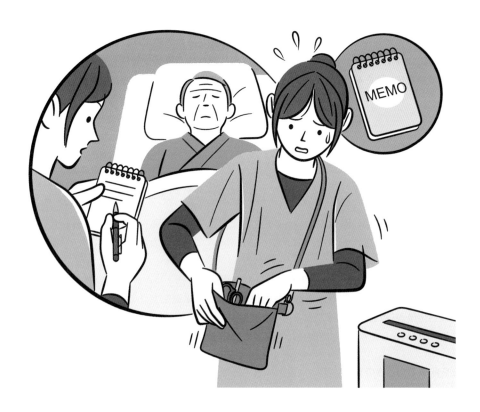

ピンチを切り抜ける鉄則

　メモに患者さんの個人情報を記載する場合、患者さん個人が特定されないように、個人名や生年月日などは記載しないようにします。その他の情報も個人が特定されるような内容は記載しないように規定します。可能であれば、パソコンなどの電子媒体で、パスワードやセキュリティツールでデータを保護し、コピーはせず所定のフォルダ内で閲覧するほうが望ましいでしょう。

POINT

　患者さんの個人情報を含むメモを、持ち歩いてはいけません。患者さんの個人情報をメモに転記せずに、情報を取り扱うシステムを確立しましょう。どうしてもメモが必要な場合は、施設で取り扱いを規定し、複数人でメモの所在を管理します。

((!)) 起こった状況

症例

　看護師のAさん。日頃から担当患者さんの点滴や処置の情報やスケジュールをメモに記載し、適宜確認しながら業務していました。メモは、勤務終了時に、各自シュレッダーで断裁破棄するように取り決められていました。ある日、勤務が多忙でバタバタと時間が過ぎました。いつもどおり、勤務終了時にメモをシュレッダーで処理しようとしたところ、メモを紛失したことに気づきました。

((!)) どうしてそうなった?

　これは、ポケットにメモを入れて持ち歩いていたために起こった事態です。検査などの搬送で部署外に出たときもポケットに入れたままでした。また、メモは、それぞれの看護師で管理していたため、勤務中にメモの存在を把握していたのはAさんだけでした。そのため、いつ紛失したのか、どこで紛失したのかなどもわかりませんでした。

((!)) どう切り抜ける?

1. 直ちに所属長に報告し早期に捜索を開始する

　想定外の事態が発生すると、判断力が低下します。「そのうち見つかる」「他の職員が拾ってくれる」など都合の良い考えや「上司や患者さんから叱責を受けるかも」「なんてことをしたんだ」などの負の考えが判断を鈍らせます。

　しかし、捜索の初動が遅れるほど、メモが発見される可能性は低下し、メモを紛失したことで生じる医療者や患者さんの損害は大きくなっていきます。報告した上司から叱責を受ける可能性はありますが、報告後は、捜索にかかわる全員が「患者さんに不利益を与えたくない」という共通目的をもって行動してくれます。患者さんのために「メモを紛失したかも」と認識した時点で報告しましょう（図1）。

図1 メモを紛失したときの対応

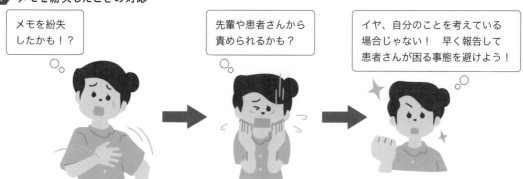

メモを紛失すると焦ってしまい、よからぬことが頭に浮かびます。でも、患者さんのためにいち早く気持ちを整理して、上のイラストの一番右の気持ちに切り替えましょう。

2. 紛失したメモの内容を整理する

　捜索の初動時から、検索してもメモが見つからないことを想定しておきます。紛失したメモに書かれた内容を整理し、上司や捜索チームと共有しましょう。メモの内容と捜索状況を鑑みながら、メモに情報が記載されていた患者さんやその家族への報告を対応チームで検討します。

　患者さんや家族に報告するタイミングや内容が適切でない場合は、医療者に対する不信感が大きくなり、問題解決を難しくする要因になります。

3. メモを失くしてしまうとできることは少ない。「失くさない」ことが重要

　意図的でなくても、患者さんの個人情報が第三者に知られてしまった場合には責任が生じます。保健師助産師看護師法（第42条の2）では、「看護職は業務上知り得た人の秘密を漏らしてはならない」とあり、これに反した者は、6か月以下の懲役または10万円以下の罰金に処されます。この法律のほかにも、「刑法（第134条1項）」、「母体保護法」（第27条）、「精神保健及び精神障害者福祉に関する法律」（第53条）、「感染症の予防及び感染症の患者に対する医療に関する法律」（第73条）などで、業務上知り得た人の秘密保持に関して規定されています。法的な責任もありますが、何より患者さんからの信頼を失うということが最も大きな損害といえるでしょう。

4. 管理方法を規定して徹底されるようにチームで監視する

　可能であれば、患者情報をメモに転記することを禁止します。しかし、看護師が必要な情報をメモに記載して取り扱うことで効率的に業務でき、患者さんの利益につながることがあるのかもしれません。日頃から、患者情報が記載されたメモを取り扱うのであれば、メモが重要なモノであることを認識して取り扱いましょう。

　メモを紛失しない方法として、①検査搬送時や休憩時間などに部署から持ち出さない、②所定の場所にメモを収納する、③メモ用紙を破棄するまでに複数名で管理する、④使用者はメモに記名して責任を明確にするなどが考えられます（図2）。自らの部署に適した方法を検討してください。

図2　メモを紛失しないさまざまな工夫の例

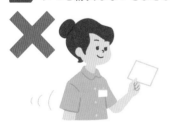
メモを持ち歩かない

メモに記名しておく

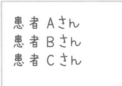
患者さんの個人名が特定できないようにする

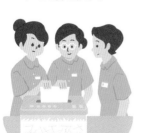
複数名で最後まで管理する

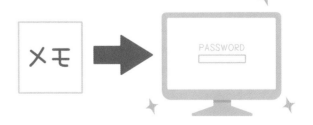
紙で管理せずデータにパスワードをかけ閲覧できる場所を限定する

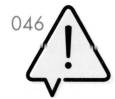

046

患者さんが読書のために眼鏡をかけようとしたが，紛失していることに気がついた！

紛失

金 姫静

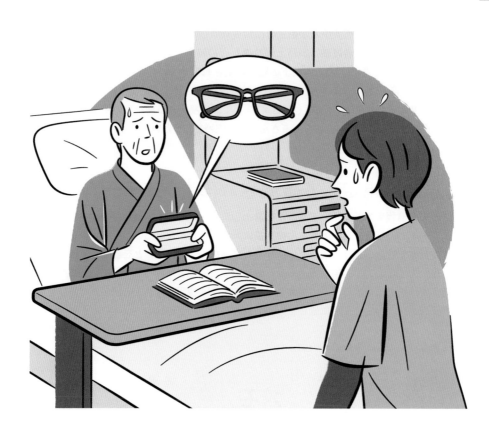

 ピンチを切り抜ける鉄則

　トラブルを避けるためには、入院前から入院生活の注意事項や必要以上の私物や貴重品は持ち込まないことを説明する機会を設け、患者さんや家族にも紛失・盗難等に対する危機意識を持ってもらうことが重要です。

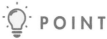 POINT

　自己管理できる患者さんの場合、入院時より貴重品や荷物管理の方法を確認し、荷物の紛失を防止できるように注意喚起していきましょう。

起こった状況

症例

　70歳代、男性、糖尿病で教育入院中。身のまわりのことは自立しています。昼食後、読書のために眼鏡をかけようとしたところ、床頭台においてある眼鏡ケースの中に眼鏡がないことに気がつき、ナースコールがありました。

どうしてそうなった?

　自己管理できる患者さんのため、私物管理は患者さん自身が行っていました。最後に眼鏡を使用した日時を確認すると、前日の夕食後にベッドで使用していました。普段は眼鏡ケースに入れて保管していますが、読書中に眠くなり眼鏡を片づけたか記憶が定かではないようです。

どう切り抜ける?

1. 眼鏡を使用した場面を確認する

　最後に眼鏡を使用した場面を振り返り、同じ行動や状況を話すことで糸口が見つかる可能性があるため、1つ1つの行動を確認していきます。普段、眼鏡は眼鏡ケースに入れていますが、入眠前の記憶があいまいなため、読んでいた本はどこに片づけたか、本に挟まっている可能性がないか確認します。他の荷物に紛れていないか、ベッド周囲や洗面所やトイレなど、読書以外で眼鏡を使用する場所はないか振り返ります。また、面会時に家族が荷物を持ち帰った可能性がないか患者さんに確認し、家族に連絡を依頼します。

　カルテ上でも、患者さんの荷物管理に関する注意事項(医療者管理、荷物紛失に関する事項など)がないか把握します。眼鏡が紛失したことに気づいた時点で、管理者にも報告し、病院事務等に紛失物の届け出がないか確認します。

2. 眼鏡を捜索する

　看護師の眼でも患者さんの床頭台やベッド下、間違えてゴミ箱に破棄していないか、本と一緒に片づけていないか捜します。ベッド上で眼鏡を使用したため、枕や布団、シーツの中に入り込んでいないか確認します。

　また、前日の担当看護師に消灯前後や起床後など、担当中に眼鏡を見た覚えがないか確認します。他の患者さんとの共有スペースの洗面台やトイレに置き忘れた可能性もあるため、病棟やベッド周囲を出入りしている看護助手や清掃業務を行う担当者にも眼鏡の落し物がないか確認します。関連部署への連絡として、食事のトレイに乗せたまま下膳した可能性を考えて栄養科への連絡や、検査や売店など病棟外に出ていないか確認し、病院内の紛失物預かり場所にも連絡します。

　眼鏡紛失後にシーツを交換した場合は、交換したリネンに紛れていないかリネン室も確認する必要があります。リネン室やゴミ収集場所を捜す場合は、廃棄物やリネンの管理について病院のルールに従い捜索します。

3. 紛失物を発見できなかった場合

　患者さんはベッド周囲で私物管理をしていたため、医療者が安全管理を怠ったとは考えにくく、病院が私物の管理の依頼を受けたとは判断できません。患者さんの荷物紛失の経緯や病棟内・関連部署を捜したが見つからないことなどを所属長に報告し、眼鏡の紛失に対してどのように対応していくか相談します。

　紛失や盗難等が発生すれば、病院に法的な責任が生じない場合であっても、患者さんとの信頼関係が損なわれる可能性があります。病棟内・関連部署を捜索しても発見できなかったことを患者さんと家族に説明し、誠意をもって対応します。

　病棟内に貴重品の管理方法や紛失・盗難等に関する注意書きを掲示することも対策として有用と考えます（図1）。

図1 注意喚起ポスター

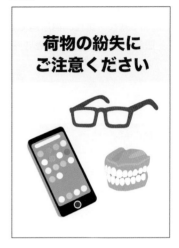

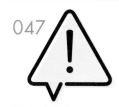

047

患者対応時に 患者さんを怒らせてしまった!

患者対応

増田 博紀

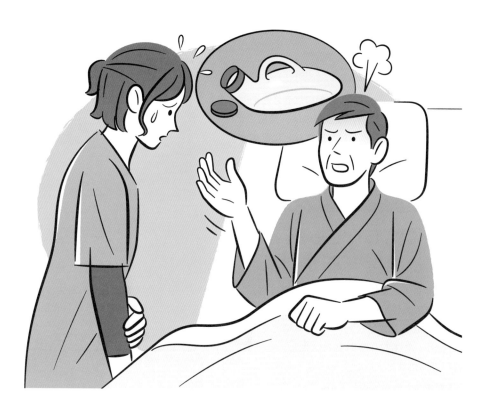

 ## ピンチを切り抜ける鉄則

　日頃から、患者さんが何を望んでいるのか、どうしたら治療への意欲を高めることができるかということを考えて行動することが必要です。患者さんに不安や不満が生じれば、医療者に対する負の感情が生まれます。皆さんもいろいろなサービスを受けたことがあると思います。自分自身に感動や意欲を与えてくれた接遇を参考にして、患者さんに接することを心がけましょう。

 ## POINT

　自分の見られ方を知って、相手に与える印象を大切にしましょう。患者さんを怒らせてしまったら「感情」だけに目を向けず、「欲求」にも対応しましょう。

症例

　患者Aさん。交通事故で入院中。術後の活動制限でトイレに行くことができないため、ベッド上で尿器を使用していました。ある日の22時ごろ、Aさんからナースコールがありました。看護師は「他の患者さんを対応しているので少しお待ちください」と、すぐに応答しました。しかし、他の患者さんのケアを行っていると10分が経過してしまいました。すると、Aさんから再度ナースコールがありました。看護師は、他の患者さんのケアの途中でしたが、慌ててAさんの部屋へ向かい、「尿器です。終わったら教えてください」とだけ言い残し退室しました。その10分後にナースコールがあり、訪室すると「こんな状況では安心して過ごせません」とかなり立腹した様子でした。

((¡)) どうしてそうなった？

　患者さんのナースコールに対して、他の患者さんの対応をしているときなど、すぐに対応できないことはよくあります。今回の症例で問題となったのは、最初のナースコールにすぐに対応できなかったことではなく、待たせるときと待たせた後の声かけや態度などに配慮が欠けていたことでした。

((¡)) どう切り抜ける？

1. どんなに忙しくても患者さんに不安を抱かせない 声かけと態度を心がける

　看護師は複数の患者さんに対応しますが、患者さんは1人1人異なる欲求を持っています。病気に罹患し、身体的・精神的に疲弊した状態であれば、少しでも安心できる環境で過ごしたいと思うのは自然なことです。

　患者さんを待たせるときは「〇分くらいお待ちください」など、具体的な時間をお伝えし、待たせた後は「お待たせしました」というような言葉を添えましょう。医療者としては、待ってもらうことが避けられないという状況でも、1人1人の患者さんに向き合うという視点では、待たせるという状況が発生したことを無視してはいけません。謝る必要はありませんが、患者さんに誤解を与えるような態度（表1）は避けて、患者さんを慮った行動に努めます。

表1	患者さんに誤解を与えやすい態度
表情	目の表情が険しい
目線	目を合わせない 上から見下ろすような位置から話しかける
声	温かみのない声色 必要以上に大きな声量
行動	患者さんの予定を優先せずに介入する 患者さんの近くで患者さんに関係ない話をする 忙しい雰囲気を与えるようなふるまい

2. 感情的になっていても真摯に傾聴し、要望を把握する。

　患者さんが怒り出してしまったとき、必ずしも医療者に非があるとは限りませんが、患者さんの「怒り」の感情をそのままにしておくことはできません。また、患者さんが何に対して「怒り」の感情を抱いてしまったのかを把握しないことには、次に進めません。患者さんの怒りの感情に対しては精神的に動揺するとは思いますが、まずは傾聴しましょう。その際に、重要なことは真摯に対応するということです。

3. すぐに解決に向かおうとしない

　患者さんが立腹した場合やクレームが生じた場合には、「私が責任をもって解決しないと！」という気持ちになりがちです。その際には、「解決すること」を第一の目標にしないように気をつけましょう。患者さんは、自分の行動や言動に対して、どのように対応してくれるのかを見ています。前述したとおり、真摯な態度で傾聴し、まずは患者さんの言い分と想いを受け止めます。傾聴の中で、自分1人では対応できない要望が把握できたら、適任者を呼んで対応します。一緒に対応することが望ましいですが、患者さんの要望によっては離席も検討します。

4. 身の危険を感じたら応援を呼ぶ

　患者さんの怒りの感情が攻撃的な言動や行動となった場合には、応援を呼びましょう。応援を呼ぶときの注意点としては、人を呼ぶ前に患者さんの了解を得るということです。「Aさんのご要望を十分に反映させるためにも、他のスタッフと一緒にお話を伺ってもいいですか」などの声かけがよいでしょう。しかし、看護師が身に危険を感じる言動や行動であれば、そんな余裕はありません。無理せず、応援を呼びましょう。

5. マスクをするのが当たり前となった医療現場での問題点

　人間は、相手の印象の多くを表情で判断します。しかし、医療現場では、マスクを着用しているため、目元だけで判断されてしまいます。目元の変化だけで感情を伝えるには、マスクがないときの数倍は変化をつける必要があります。また、表情以外に、印象に影響を与えるものには、態度や話し方もあります。患者さんと同じ高さの目線か、やや下からの目線で話し、威圧的な印象を与えないように配慮します。話し方は、自分自身で良し悪しは判断をすることは難しいため、所属施設の接遇研修などで他者評価を受ける機会を設けて、患者さんに安心感を与える話し方を身につけましょう（図1）。

図1　患者さんに安心感を与える話し方

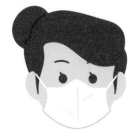 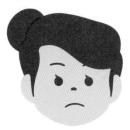 

マスクで口元が見えないことで印象が変わります。
マスクした状態では感情が伝わりにくいため態度や声音に配慮しましょう。

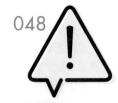

048 せん妄状態で暴れている患者さんに 襲いかかられ、看護師が持っていた PHSの紐で首を絞められてしまった！

患者対応

後藤 順一

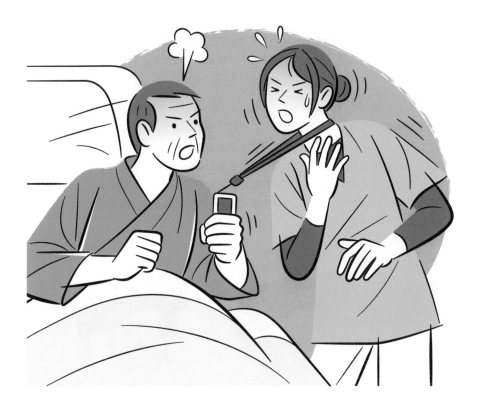

 ピンチを切り抜ける鉄則

せん妄発症が予測される患者さんの場合は、事前に患者・家族に説明しておくことが必要です。そして、せん妄が起こったときは、患者さんと医療従事者の安全確保を最優先します。看護師は単独で行動しないで、どのような場合であっても、患者さんへの説明をおろそかにしてはいけません。

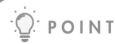 **POINT**

せん妄のタイプを理解し、危険度を事前に予測することが大切です。看護師の物品も含めて危害を加えられるような物は持ち込まないようにします。せん妄が起こったら、せん妄の程度によって、対応する人員の数を増やすことが必要になります。

(((!))) 起こった状況

症例

　肺炎で入院した60歳代の男性Aさん。入院時は穏やかな様子で、同行した娘に対してすぐ帰れるから大丈夫だよと伝えていました。しかし入院2日目の夜、Aさんは落ち着かない様子でイライラしていました。看護師に対して「お前は誰だ。俺を監禁してどうするんだ！俺を殺しにきたのだろう！」と大声で怒鳴ります。担当看護師はAさんを静止しつつ、PHSで応援を要請しました。そのときAさんは看護師のPHSをつかみストラップで看護師の首を絞めました。大声に気づいて駆けつけた応援看護師によってAさんは取り押さえられ担当看護師は怪我がなく済みました。

(((!))) どうしてそうなった？

　患者Aさんはせん妄状態にあったことが推測されます。せん妄とは、注意、認知、および意識レベルが急性かつ一過性に障害される病態で、その程度には変動がみられ、通常は可逆的であるとされています。
　せん妄は、精神活動の活動性変化に応じて、「過活動型」「低活動型」「混合型」の3タイプに分けられます（表1）。
　過活動型はせん妄の患者さんとして最もイメージがつきやすく、興奮し、幻覚や妄想、不眠、イライラして落ち着かないなど、活動性が高く活発な症状が出ます。急に帰宅を希望したり、安静を守れずに点滴のカテーテルを抜いてしまうなど、事故につながることもあるため注意が必要な状況です。低活動型は声をかけても反応が乏しいなど、意欲や活動性が低下します。混合型は、過活動型と低活動型が混ざったタイプで、24時間の間に両方の症状が現れます。
　この症例のAさんは、特別な疾患によりせん妄を誘発したわけではありません。せん妄は、入院の原因となるほぼすべての疾患および薬剤が原因となり、あらゆる年齢で起こる可能性があります。なかでも高齢者でより多くみられます。そのため、せん妄の症状が予測された場合には、その患者さんのせん妄のタイプを理解し、危険度を予測する必要があります。そして、せん妄予測とともに、せん妄患者に対する環境の整備や対応方法も理解しておく必要があります。

表1　せん妄の3つのタイプ

タイプ	概要	症状
過活動型	落ち着きがなくなるタイプ	興奮 イライラ・攻撃性 暴力・暴言 幻覚 妄想 不眠
低活動型	元気がなくなるタイプ	意欲の低下・無気力 無表情 思考力・注意力の低下 見当識障害
混合型	過活動型と低活動型が混在するタイプ	24時間以内に過活動型と低活動型両方の症状が現れる

1. 患者さん・医療従事者の安全確保を第一に

　第一に優先すべきは、看護師と患者さんの両者の安全確保です。自分にも他人にも危害を及ぼす危険性がある場合は、必要によっては安全帯による行動抑制が必要となることもあります。その際、看護師は単独で行動しないで、複数で対応することが必要です。また、どのような場合であっても、患者さんへの説明をおろそかにしてはいけません。患者さんに現状を説明して、安全確保のため必要とされる対応策を患者さんが納得するまで説明する必要があります。

　また、看護師に対する攻撃は原疾患などの症状により引き起こされた症状であり、本心から看護師を傷つけたくてとっている行動ではないことを医療従事者は理解しておかなければなりません。患者さんがとる攻撃的な態度や行動は、患者さんの助けてほしいというSOSのサインとして理解しておくことが大切です。

2. 患者さんや家族への事前の説明

　せん妄が予測される患者さんが入院してきたときには、患者さんや家族への説明を事前に行っておく必要があります。せん妄の症状とせん妄への対応を事前に話してコンセンサスを得ておくことが大切です。入院中は患者さんの状況変化を常に把握しておかなければなりません。せん妄の症状には変動性があり、ついさっきまで落ち着いていた患者さんが急にソワソワし始めたり、現状の理解ができずにイライラしたりするような変化を示す場合があります。その変化を注意して観察するとともに、業務を行う看護師間で情報共有しておくことが大切です。

3. 近辺から危険物を取り除く

　また、せん妄が予測される患者さんの病床環境から危険物を除くこと等は行われますが、看護師が身につけている物が凶器になる場合もあります。そのため、せん妄を発症している患者さんに対応をする際は、看護師の持参品にも注意します。ハサミや紐類、ペンなども危険物となるため、持ち込まないことも必要です。

4. 言葉での抑制を避け、誘発要因を探る

　暴力的になった患者さんに対しては、安全確保のため、必ず2人以上で対応する必要があります。不必要に「ダメ」「〜しないで」というような、言葉での抑制(スピーチロック)は避け、事故がない程度に付き添って患者さんの訴えを受容する姿勢が必要です。

　それとともに、せん妄の誘発原因を検索します。頻度として多いのは、排泄や睡眠などの生理的欲求が満たされずに経過した場合です。トイレでの排便・排尿を行うことで落ち着きを取り戻したり、夜間の睡眠環境を調整することで、せん妄を改善することができる場合があります。これらを日頃から観察しておくことが大切です。

看護のピンチ❶ ❷ 総目次

「看護のピンチ1」「看護のピンチ2」の項目を領域別に分けた総目次

合併症

急変対応

ショック

意識消失

不整脈

誤使用・誤操作

自己抜去・針刺し

薬剤投与・薬剤管理

薬剤誤投与

索　引

「しまった！」をどう切り抜ける？

看護のピンチ2

2024年7月3日　第1版第1刷発行	編　集　道又　元裕
	発行者　有賀　洋文
	発行所　株式会社　照林社
	〒112-0002
	東京都文京区小石川2丁目3-23
	電話　03-3815-4921（編集）
	03-5689-7377（営業）
	https://www.shorinsha.co.jp/
	印刷所　共同印刷株式会社

検印省略（定価はカバーに表示してあります）
ISBN978-4-7965-2619-7
©Yukihiro Michimata/2024/Printed in Japan